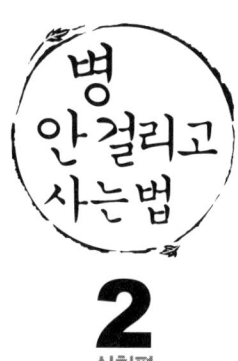

# 2
실천편

BYOUKI NI NARANAI IKIKATA 2-JISSEN HENN
by Hiromi Shinya
Copyright ⓒ 2007 by Hiromi Shinya
Original Japanese edition published by SUNMARK PUBLISHING INC.
Korean translation rights arranged with SUNMARK PUBLISHING INC.
through Tony International.

Korean translation copyright ⓒ 2007 by IASO Publishing Co.

이 책의 한국어판 저작권은 토니 인터내셔널을 통해
SUNMARK PUBLISHING INC.와의 독점 계약으로 도서출판 이아소에 있습니다.
저작권법에 의해 한국 내에서 보호를 받는 저작물이므로 무단전재와 무단복제를 금합니다.

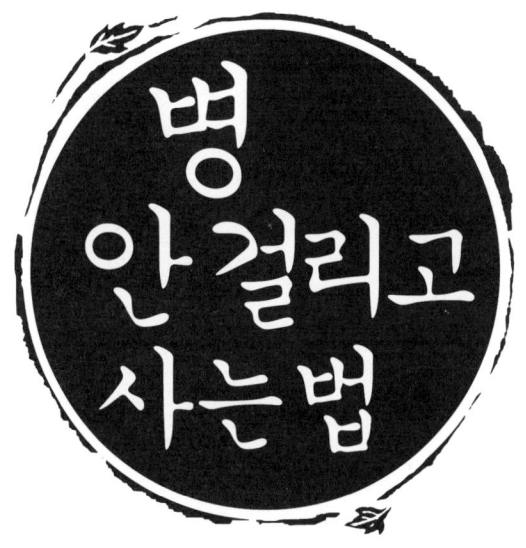

신야 히로미 지음
이근아 옮김

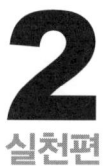
실천편

**옮긴이 이근아**

한국외국어대학교 대학원 일어일문과를 졸업했다. 출판편집자로 오랫동안 일했고 현재는 전문번역가로 활동 중이다. 옮긴 책으로는 《당뇨약 끊을 수 있다》, 《병 안 걸리고 사는 법》, 《아토피 교과서》, 《당뇨병엔 밥 먹지 마라 실천편》, 《당뇨병엔 밥보다 스테이크를 먹어라》, 《병 안 걸리는 식사법》, 《몸 안의 독소를 빼는 쾌변 건강법》, 《당질 제한식 다이어트》, 《음식을 바꾸면 뇌가 바뀐다》, 《성실함을 버리면 병 안 걸린다》, 《지금 있는 암이 사라지는 식사》, 《치매를 산다는 것》, 《상처는 절대 소독하지 마라》 등이 있다.

## 병 안 걸리고 사는 법 2 – 실천편

**초판 1쇄 발행** 2007년 9월 20일
**초판 26쇄 발행** 2024년 9월 10일

**지은이** 신야 히로미
**옮긴이** 이근아
**펴낸이** 명혜정
**펴낸곳** 도서출판 이아소

**등록번호** 제311-2004-00014호
**등록일자** 2004년 4월 22일
**주소** 04002 서울시 마포구 월드컵북로5나길 18 1012호
**전화** (02)337-0446 **팩스** (02)337-0402

책값은 뒤표지에 있습니다.
ISBN 978-89-92131-07-0 13510

도서출판 이아소는 독자 여러분의 의견을 소중하게 생각합니다.
E-mail: iasobook@gmail.com

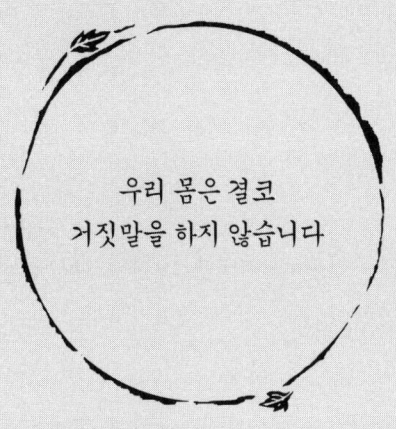

우리 몸은 결코
거짓말을 하지 않습니다

| 프롤로그 |

# 인간의 몸은 원래 병에
# 걸리지 않도록 만들어져 있다

의학은 나날이 진보하고 있는데도 어째서 병으로 고통받는 사람은 줄지 않는 것일까요?

임상의사로 매일 수많은 환자들과 접하면서 가지게 된 이 단순한 의문에서 환자들의 과거에서 현재까지 식습관과 병의 연관성을 조사하기 시작했습니다. 그리고 수십 년에 걸친 조사 결과, 어떤 식품을 어느 정도 섭취하고 어떤 생활습관을 가지느냐에 따라 그 사람의 위상·장상(胃相·腸相), 더 나아가 건강 상태까지 좌우한다는 것을 알게 되었습니다.

의료기관에서는 당뇨와 같이 식사를 제한해야 하는 환자에게 '식사 지도'를 하고 있는데, 이것은 어디까지나 병을 더 이상 악화시키지 않기 위한 조치에 지나지 않습니다. 병에 걸리지 않기 위한 식사 지도, 건강하게 장수하기 위한 생활습관 지도는 의료의 맹점이라 할 만큼 간과되어온 부분입니다.

**원래 사람의 몸은 병에 걸리지 않도록 몇 단계의 방어시스템과 면역시스템으로 보호되어 있습니다.** 따라서 선천적인 문제가 아닐 경우 과도하게 부자연스러운 일만 없다면 어느 정도 문제가 있어도 병에 걸리지는 않을 것입니다.

그런데도 우리 몸이 병에 걸리는 가장 큰 원인은 오랜 시간에 걸쳐 조금씩 축적된 '부자연스러운 식사'와 '부자연스러운 생활습관'에 있습니다.

**사람에게 무엇이 좋은 식품이고 무엇이 좋지 않은 식품인지를 모르기 때문에 병에 걸리는 것입니다.** 이에 저는 '올바른 식사'와 '올바른 생활습관'을 알리고 사람들이 건강하게 살 수 있도록 도와주고 싶은 마음에 전작 《병 안 걸리고 사는 법》을 썼습니다.

책을 출판할 당시에는 '병은 의사가 약으로 고친다'는 의식이 강한 사람들에게 제가 주장하는 식사건강법이 어느 정도 받아들여질지 솔직히 불안한 마음도 있었습니다.

그런데 《병 안 걸리고 사는 법》은 상상 이상으로 많은 지지를 받아 100만 부가 넘게 팔리는 베스트셀러가 되었습니다. 병은 피할 수 없는 운명이 아니라 평소 쌓아온 행동의 결과라는 것을 많은 사람들에게 알리게 되어 의사로서 큰 기쁨을 느낍니다. 특히 무엇보다 기뻤던 것은 건강을 유지하기 위해 스스로 노력하는 사람이 상당히 늘었다는 사실입니다.

《병 안 걸리고 사는 법》에서 **"생활습관병은 자기관리 결함병이다"**라는 강한 말로 어필한 것도 '내 건강은 내가 지켜야 한다'는 생각을 많은 사람들에게 심어주고 싶었기 때문입니다. 이런 제 마음을 진지하게 받아들여 의욕적으로 건강 유지에 힘쓰고 있는 독자들의 목소리를 들으니 무척 고무되었습니다.

이렇게 독자들이 보여준 뜨거운 성원은 제게 많은 자극이 되었고 시사하는 바도 컸습니다. 그 중에서도 가장 큰 반향은 '지금까지 믿어왔던 상식이 뒤집혔다'는 것입니다. 그 대표적인 것이 "우유와 마가린은 건강에 나쁘다", "녹차(카테킨)도 지나치게 섭취하면 위상을 나쁘게 한다", "육류와 요구르트를 자주 먹는 사람의 위상은 좋지 않다"는 것이었습니다. 지금까지 건강에 좋다고 생각했던 식품이 오히려 건강을 해치는 원인이라는 사실을 알고 많은 사람들이 큰 충격을 받았다고 합니다.

"그러면 무엇을 먹어야 하지?", "그런 식품은 절대로 먹지 말라는 건가?"와 같은 의문이 생기는 것은 당연합니다.

"칼슘을 섭취하기 위해서는 우유가 좋다", "건강을 위해서는 동물성 지방을 사용한 버터보다 식물성 마가린이 낫다", "성장기 어린이는 양질의 동물성 단백질을 섭취해야 한다"와 같은 **'시대에 뒤**

**처진 영양학**'을 아직도 맹신하고 있기 때문입니다.

또한 "우유가 정말로 몸에 좋지 않다면 어째서 나라에서 우유를 규제하지 않습니까?"라는 질문도 상당히 많이 받았습니다. 저 역시 우유에 대한 규제는 필요하다고 생각합니다. 특히 개별적인 식습관이나 취향을 무시하고 급식이라는 형태로 어린이들에게 우유를 강제로 마시게 하는 것은 절대적으로 반대합니다.

하지만 **세상의 상식은 하루아침에 바뀌지 않습니다**. 예를 들어 담배는 옛날부터 몸에 나쁘다고 알려졌지만 아직까지 충분히 규제를 하지 않고 있습니다. 아쉽지만 이러한 사실들도 사회의 현실로 인정하고 받아들여야 할 것입니다.

결국 우리 스스로 양질의 정보를 구별해서 자신의 몸을 건강하게 지켜줄 식품을 선택할 수밖에 없습니다. 이를 위해서도 우리 의사들은 어떤 식품이 몸에 좋고 나쁜지에 대한 임상 사실들을 겸허히 받아들이고, 이러한 정보를 널리 알리는 데 힘써야 할 것입니다.

'사실을 알리고 경종을 울리기' 위해 제가 임상에서 알게 된 '이상적인 식생활'과 '이상적인 생활습관'을 《병 안 걸리고 사는 법》에서 소개했습니다.

하지만 이것은 어디까지나 '이상(理想)'입니다. 매일 스트레스 없이 이상적인 식생활과 생활습관을 계속할 수 있는 사람이라면 부디 그대로 실천해나가기 바랍니다. 하지만 여러 가지 생활환경상 아무래도 매일 그렇게 하기는 무리라는 사람도 상당히 많을 것입니다. 직장 회식 등 스스로 메뉴나 음식을 선택하기 어려운 상황에도 부딪힐 것입니다. 우유나 유제품을 너무 좋아해서 끊을 수 없다는 사람도 있겠지요. 가끔은 두툼한 스테이크를 먹어야 기운이 나는 것 같다는 사람, 튀김의 바삭거리는 맛이 너무 당긴다는 사람도 있을 것입니다.

하지만 괜찮습니다. 몸에 좋지 않은 식품이라고 해서 절대로 먹지 말라는 것은 아니니까요. 스트레스를 과도하게 쌓아두지 않는 것도 올바른 식생활을 하는 것만큼이나 중요합니다.

물론 좋지 않은 식품을 많이 섭취하면 그만큼 병에 걸릴 위험은 높아집니다. 하지만 앞에서도 이야기했듯이, 우리 몸에는 어느 정도까지는 나쁜 물질을 깨끗이 처리하고 건강을 유지할 수 있는 힘이 있습니다.

몸에 나쁘다고 좋아하는 것을 억지로 참고 스트레스를 쌓아두는 것은 오히려 건강에 좋지 않습니다. 그것보다는 자신의 몸이 처리할 수 있는 범위를 파악해서, 식사를 즐기면서 전체적으로 '올바른 식생활'과 '올바른 생활습관'을 유지하는 것이 중요합니다.

사실 저는 육류를 무척 좋아합니다. 하지만 육식은 좋지 않다는 것을 알기 때문에 1년에 2~3회 정도만 섭취합니다. 그럴 때도 되도록 인공사료를 먹이지 않고 자연 상태에서 건강하게 사육한 것을 선택합니다. 가격은 비싸지만 1년에 몇 번이므로 큰 부담은 되지 않습니다. 게다가 좋아하는 음식을 먹는 횟수를 줄이면 '먹는 즐거움'을 더 음미할 수 있습니다.

아무리 좋아하는 음식이라도 너무 자주 먹으면 "맛있다!"는 감동은 덜하겠지요. 하지만 가끔씩 먹으면 좋아하는 음식을 먹을 때의 감동이 아주 커지고 내일을 살아가는 활력소가 되기도 합니다.

건강하게 장수하는 비결은 '올바른 식생활'과 '올바른 생활습관'을 즐기면서 지속적으로 실천하는 것이라는 점을 잊지 않기를 바랍니다.

# 위와 장이 깨끗해지는
# '엔자임 요법'

올바른 식사와 생활습관을 계속하면 병에 걸리지 않고 하늘로부터 부여받은 생명, 즉 '천수'를 누릴 수 있습니다. 그 비밀은 생명활동을 지탱하고 있는 '미러클 엔자임'에 있습니다. 이에 대해서는 《병 안 걸리고 사는 법》에서 자세히 설명했습니다.

간단하게 말하면 **'미러클 엔자임을 소모하지 않는 생활이 건강하게 장수하는 비결'**이라는 것입니다. 제가 이름 붙인 '미러클 엔자임'이라는 말을 처음 접하는 독자들을 위해 다시 한 번 간단히 소개하겠습니다.

'엔자임(효소)'이란 생물의 세포 속에서 만들어지는 단백질성 촉매의 총칭으로, 생명의 유지와 활동에 절대 빠질 수 없는 요소입니다. 식물의 씨앗이 발아해서 성장하는 데도 엔자임이 작용하며, 우리가 먹은 것을 소화·흡수하거나 손을 움직이고 생각하는 것도 모두 엔자임의 활동 덕분입니다.

엔자임에는 수많은 종류가 있는데, 인간이 살아가는 데 필요불가결한 엔자임은 5천 종 이상이라고 합니다. 우리 몸에 이렇게 많은 종류의 엔자임이 필요한 것은, 하나의 엔자임은 한 가지 작용만 한다는 특성이 있기 때문입니다.

생명체는 각각 자신의 체내에서 필요에 따라 다양한 엔자임을 생성하고 있는데, 세포 속에서 엔자임이 만들어지는 메커니즘에 대해서는 아직 밝혀지지 않았습니다.

생명을 지탱하고 있는 다양한 '보디 엔자임(체내효소)'에는 특정 부분에서 특정의 엔자임이 대량으로 소모되면 다른 부분에서 필요한 엔자임이 부족해지는 경향이 있습니다. 이 사실에서 저는 엔자임은 처음부터 수천 종류가 각각 따로 생성되는 것이 아니라, 원형 엔자임이 먼저 만들어진 뒤, 필요에 의해 변환되어 쓰인다는 가설을 세웠습니다. 이렇게 다양한 보디 엔자임의 원형이 되는 엔자임을 '미러클 엔자임'이라고 이름 붙였습니다.

엔자임은 여러 가지 생명활동에 사용되는데 그 중에서도 엔자임이 가장 많이 쓰이는 것은 '해독' 작용입니다. 때문에 **해독할 일이 많은 사람일수록 엔자임 수가 줄어들고, 그 결과 건강 유지에 필요한 엔자임이 부족해져서 병에 걸리기 쉬워진다**고 생각합니다.

따라서 병에 걸리지 않는 식생활과 생활습관이란 다른 말로 하면, '몸을 해독하지 않아도 되는 식사'와 '해독해야만 하는 요소를 빨리 배출하는 생활습관'이라고 할 수 있습니다.

일반적으로 '몸에 좋다'고 알려진 식품 중에는 실제 임상 데이터를 확인해보면 독소를 만들어내는 '몸에 나쁜' 식품인 경우가 많습니다. 결국 몸에 좋다고 믿고 미러클 엔자임을 소모하는 식품을 많이 섭취하다가, 오히려 병에 걸리기 쉬운 몸이 돼버리는 것입니다. 《병 안 걸리고 사는 법》에서 '우유(유제품을 포함해서)', '육류', '마가린', '백미' 등에 대해 특히 강하게 경종을 울린 것은 많은 사람들이 잘못 알고 있는 상식을 바로잡기 위해서였습니다.

하지만 엔자임의 소모를 막는 것만으로는 충분하지 않습니다. 건강하게 장수하기 위해서는 미러클 엔자임을 '늘리고 활성화시켜야' 합니다.

그러면 어떻게 해야 미러클 엔자임을 늘리고 활성화시킬 수 있을까요?

엔자임의 생성 방법은 크게 두 가지입니다. 하나는 세포 내에서의 생성, 또 하나는 체내 상재균(常在菌, 우리 몸 안에 일상적으로 살고 있는 균)에 의한 생성입니다.

우선 세포 내에서 엔자임이 잘 생성되려면 그 원료인 '엔자임을 많이 함유한 살아 있는 식품'을 섭취해야 합니다. 그리고 체내의 상재균에 의한 생성을 늘리기 위해서는 장내환경의 개선이 필요합니다. 《병 안 걸리고 사는 법》에서 **"위상·장상이 좋은 사람은 건강하다"**고 한 것은, 건강에 해로운 독소가 몸에 쌓여 있지 않고, 몸에 좋은 영향을 주는 상재균이 엔자임을 많이 만들어주기 때문입니다.

엔자임의 활동은 체내 환경에 의해 크게 변하는데, 활성도를 높이는 방법은 여러 가지가 있습니다. 예를 들어 몸을 차게 하지 말 것, 행복한 감정을 느낄 것, 체내 시계를 바로잡을 것, 충분히 휴식을 취할 것 등입니다. 즉 생활습관을 바로잡음으로써 엔자임의 활성도를 높일 수 있습니다.

저는 내시경을 사용해 검진과 치료를 하는 위장내시경 외과의입니다. 일반적으로 내시경 외과의사는 내시경으로 장 속을 보고 상태가 나쁘면 외과적인 치료를 합니다. 그리고 그것으로 끝입니다.

하지만 저는 외과치료에 그치지 않고 식사 지도와 생활 지도에 중점을 두고 있습니다. '미러클 엔자임 이론'을 기본으로 한 지도가 병의 재발과 전이를 막고, 미병(未病, 건강하다고는 할 수 없지만 아직 병에는 걸리지 않은 상태) 상태인 사람을 건강하게 만드는 가장 좋은 방법임을 오랜 임상 경험을 통해 절감하고 있기 때문입니다.

이러한 치료법은 제가 활동하고 있는 미국에서는 **'엔자임 요법'**이라고도 부릅니다. 현재 엔자임이 건강을 관장하는 열쇠라고 생각하는 의사와 연구자들이 엔자임을 이용한 치료법을 찾아내기 위해 연구하고 있습니다. 저의 '미러클 엔자임설'에 기반을 둔 치료법도 '엔자임 요법'의 하나입니다.

'미러클 엔자임설'은 현 단계에서는 하나의 가설에 지나지 않습니다. 히지만 엔지임을 보급하고 엔자임의 소모를 막으며 엔자임을 활성화시킨다는 치료법은 위상과 장상을 좋게 하고 암 재발을 막는 효과가 있는 것으로 인정되고 있습니다.

따라서 이 책에서는 엔자임의 소모를 막고 동시에 엔자임의 양을 늘리고 활성화시키기 위한 식생활과 생활습관을 구체적으로 설명하고자 합니다.

# 인간은 무수한 생명의 집합체다

인간의 몸은 아주 정교하고 치밀합니다. 저는 의료현장에서 40년 이상 환자들을 진료해왔습니다. 하지만 의학을 배우기 시작했을 때 느낀 '생명'에 대한 감동과 경외심은 아직까지 조금도 사그라지지 않았습니다. 사그라지기는커녕 배움이 깊어지면 깊어질수록 인간의 몸과 자연의 완벽한 섭리에 놀라며 더더욱 열정이 솟는 것을 느낍니다.

너무나도 깊고 넓은 '생명'이라는 세계를 지켜보며 한 가지 깨달은 법칙이 있습니다. 생명과 생명의 커뮤니케이션이 생명을 지탱하고 있다는 것입니다. 사람은 혼자서는 살 수 없다고 말하듯이 모든 '생명'은 여러 생명과 공존함으로써 비로소 존재할 수 있습니다.

우리 인간이 '생명'을 이어나갈 수 있는 것은 지구상에 여러 가지 동식물이나 미생물이 있기 때문입니다. **모든 생명은 다른 생명을 양식으로 살아가고 있습니다.** 이 '양식'은 단순히 식량을 의미하지 않습니다. 우리 인간의 몸속에는 '박테리아(세균)'라는 생명체가 많이 살고 있는데 이들의 존재가 없으면 우리는 하루도 살 수 없습니다.

뿐만 아니라 우리 몸을 구성하고 있는 60조 개의 세포 하나하나도 '생명의 모든 데이터'라고 할 만한 유전자를 갖춘 생명체입니다. 이렇게 생각하면 **한 명의 인간은 60조 개의 세포+무수(몇백 조)한 박테리아로 구성된 생명의 집합체**라고 할 수 있습니다.

한번 그 이미지를 떠올려볼까요.

**우리는 무수한 생명의 집합체로 살아가고 있습니다.**

본문에서 상세하게 설명하겠지만, 실은 나라는 한 인간을 형성하고 있는 무수한 생명은 나의 건강을 유지하기 위해 끊임없이 커뮤니케이션(정보 교환)을 하고 있습니다.

체내의 미생물과 세포 속의 유전자가 커뮤니케이션을 한다니 믿을 수가 없다고요?

하지만 만약 커뮤니케이션이 이루어지지 않는다면, 수천 종류나 되는 엔자임 중에서 우리 몸이 어떻게 '지금 필요'한 엔자임을 판단하고, 그 정보를 어떻게 전달해서 필요한 종류의 엔자임을 필요한 양만큼 만들어내는 것일까요? 이것이 가능한 것은 장내세균과 체내의 유전자가 서로 정보를 교환, 즉 커뮤니케이션을 하면서 엔자임을 생성하고 있기 때문이라고 설명할 수밖에 없습니다.

'엔자임, 미생물(장내세균를 포함해서), 유전자', 이 3자의 커뮤니케이션(트라이앵글 커뮤니케이션)이 원활하게 이루어져 면역시스템이 완벽하게 기능할 때 건강을 유지할 수 있는 것입니다. 그렇다면 이들의 커뮤니케이션을 가능하게 하는 것은 무엇일까요? '물'이 큰 역할을 하고 있다고 생각합니다. 물은 우리 몸의 60~70퍼센트를 차지하고 있으며, 내장과 세포 속은 물론 건조하게 느껴지는 피부조차도 실제로는 '물'로 가득 차 있습니다. 이렇게 풍부한 '물'은 혈액·림프, 위장, 오줌, 호흡이라는 네 가지 '물의 흐름'에 의해 우리 몸속을 순환합니다. 유전자와 미생물, 엔자임은 체내에서 이러한 '물의 흐름'을 매개체로 하여 정보 교환, 즉 커뮤니케이션을 하고 있는 것입니다.

그 밖에도 체내의 커뮤니케이션에 큰 역할을 하는 '흐름'이 있는데, 바로 '기(氣)의 흐름'입니다. '기'는 미러클 엔자임과 마찬가지로 의학적으로 증명되지는 않았지만, 우리 몸에 큰 영향을 미친다는 것은 경험적 사실로 알 수 있습니다. 동양의학에서는 몇천 년 전부터 '기의 흐름'에 작용하는 치료법이 쓰이고 있으며 그 성과 또한 아주 큽니다.

제가 수집한 임상 데이터는 유전자, 미생물, 엔자임의 트라이앵글 커뮤니케이션과 우리 몸의 다섯 가지 큰 흐름이 서로 영향을 주고받고 있음을 보여주고 있습니다.

트라이앵글 커뮤니케이션이 원활하게 이루어질 때는 다섯 가지 흐름도 원활하고, 다섯 가지 흐름이 원활하면 트라이앵글 커뮤니케이션도 잘 이루어지는데, 이러한 상태를 '건강하다'고 할 수 있습니다.

인간의 몸은 무수한 생명의 집합체이며 동시에 하나의 생명을 공유하는 운명 공동체입니다. **몸의 어느 한 부분에 좋지 않다면 온몸에 좋지 않은 것이고, 반대로 몸의 한 부분에 좋다면 온몸에 좋은 것입니다.** 예를 들어 담배는 폐에 나쁘다고 말하지만, 실제로 담배는 다섯 가지 흐름에 영향을 미쳐 그 피해가 온몸으로 퍼집니다. 반대로 장에 좋다는 식품을 섭취하는 것은 장상을 좋게 할 뿐만 아니라 전신의 건강에도 도움이 됩니다.

**자신의 몸은 자기 혼자만의 것이 아닙니다.**

**자신의 '생명'을 지키기 위해 무수한 생명이 협력하고 있다는 사실을 잊지 않길 바랍니다.** 우리 몸에, 내장에, 세포 하나하나에, 그리고 장내에서 활동하는 세균에도 배려와 감사하는 마음을 가지도록 합시다. 그러면 몸에 나쁜 것은 저절로 피하게 될 것입니다. 그들은 당신이 아무리 건강에 소홀하더라도 불평 한마디 하지 않고 당신의

'생명'을 지키기 위해 항상 최선을 다하고 있습니다.

이 책에서는 건강하게 장수하기 위한 실천방법을 올바른 식사, 좋은 물, 올바른 배설, 올바른 호흡, 적당한 운동, 충분한 휴식과 수면, 웃음과 행복감이라는 일곱 가지 항목으로 나누어 구체적으로 설명하고 있습니다. 이 '일곱 가지 건강법'은 모두 엔자임의 소모를 막고 엔자임 수를 늘리며 활성화시키는 방법일 뿐만 아니라 면역시스템에 깊게 연결된 '다섯 가지 흐름'을 좋게 하는 방법입니다.

인간의 몸은 원래 병에 걸리지 않도록 만들어져 있습니다. 그럼에도 많은 사람들이 병으로 고통받는 것은 우리 몸의 면역시스템이 제대로 기능을 하지 못하기 때문입니다. '엔자임 요법'을 실천하고 있는 사람이 건강하게 장수할 수 있는 것은 우리 몸의 면역시스템이 정상적으로 기능을 하게 된 결과입니다.

건강법이나 요법이라고 하면 뭔가 특별한 것을 해야 한다고 생각하기 쉽지만 실은 그렇지 않습니다.

자연이 만들어낸 생명, 이 생명이 가지고 태어난 기능을 100퍼센트 살려서 건강을 유지하려면 자연의 섭리에 따라야 합니다.

우리 인간도 다른 동식물과 마찬가지로 자연의 일부입니다. 물론 자연의 섭리에 따른다고 해서 원시적인 생활을 하는 것이 좋다는 말은 아닙니다.

문명을 누리고 문화를 사랑하며 풍요로운 식생활을 즐기는 것과 자연의 섭리에 따라 사는 것은 서로 모순되는 일이 아닙니다. 중요한 것은 자연에서 태어난 것들을 우리 몸에 맞는 형태로 섭취하고 자연의 리듬에 따라 인생을 즐기면서 사는 것입니다.

이 책을 읽고 우리 몸속에서 어떤 일이 일어나고 있는지 알게 된다면, 우리 몸을 구성하고 있는 무수한 생명에 대한 애정이 샘솟으리라 생각합니다. 그 생명들을 애정을 가지고 대한다면 그들이 책임지고 있는 면역시스템으로 병과는 거리가 먼 건강한 인생을 보내게 될 것입니다. 병에 걸릴까 봐 노심초사하며 필요 이상으로 자신의 행동을 규제할 필요는 없습니다.

《병 안 걸리고 사는 법》이 '이상'에 기반을 둔 내용이었다면, 이 책은 건강에 좋은 식생활을 하기 위한 '실천편'입니다. 우리 몸의 허용 범위를 알고 건강에 좋은 생활습관을 들이는 방법을 되도록 많이 실었습니다. 각자의 생활 스타일에 맞게, 즐기면서 엔자임 요법에 기반을 둔 이 건강법을 생활 속에서 실천하기 바랍니다.

**차례**

프롤로그

인간의 몸은 원래 병에 걸리지 않도록 만들어져 있다 · 6
위와 장이 깨끗해지는 '엔자임 요법' · 12
인간은 무수한 생명의 집합체다 · 17

## 제1장 굵고 긴 인생을 사는 법

'굵고 짧은 인생'이 아니라 '굵고 긴 인생'을 산다 · 29
평균수명이라는 말에 속아서는 안 된다 · 34
돼지고기를 자주 먹는 오키나와 사람들이 장수하는 이유 · 37
90세까지 장수하는 애연가가 있는 것은 왜일까? · 40
'암에 잘 걸리는 집안' – 이것은 운명이 아니다 · 42
유행하는 '안티에이징'에 속지 말자 · 46
최고의 안티에이징은 건강하게 사는 것 · 51
엔자임이 가르쳐주는 '건강'과 '장수'의 비결 · 55

## 제2장 내 몸이 보내는 신호에 귀 기울여라

변비가 암으로 발전할 수 있다 · 61
몸의 작은 변화를 무시하지 말자 · 65

엔자임 부족의 위험 신호를 알리는 20가지 징조 · 69
'좋은 유전자'를 섭취한다는 것 · 74
장은 스스로 생각하는 '제2의 뇌' · 79
유전자, 엔자임, 미생물의 삼각관계 · 84
'다섯 가지 흐름'과 '일곱 가지 건강법' · 89

## 제3장 병에 걸리지 않는 식생활

인도인이 갠지스 강물을 마실 수 있는 이유는? · 99
엔자임이라는 관점에서 무엇을 먹을 것인가를 결정한다 · 102
채소든 고기든 먹는 것은 모두 '생명' · 105
공장에서 만들어지는 식품에는 생명이 깃들어 있지 않다 · 109
곡물에는 올바른 먹는 방법이 있다 · 112
'미정백', '전립분' 곡물을 선택한다 · 115
현미밥 짓기는 의외로 간단하다 · 119
발아현미는 집에서도 만들 수 있다 · 121
신선한 것을 조리하지 않고 그대로 먹는다 · 125
과일은 자연이 만든 '생명의 선물' · 129
농축환원 주스의 제조과정을 알고 있나요? · 132

'전체식'을 권장하는 이유 · 135

보기에 아름다운 채소는 '공장에서 만들어진 식품'이라고 생각할 것 · 138

'비닐하우스 채소'에는 없는 중요한 성분 · 143

소금은 정말 우리 몸에 나쁜가? · 147

수분을 주스류로 보충하는 것은 너무나 어리석은 짓 · 151

식품 첨가물은 안전할까? · 154

우리가 모르는 트랜스지방산의 공포 · 158

내가 전자레인지에 대해 품는 '일말의 불안' · 161

백설탕은 '무서운 식품'이다 · 164

'흰 식품'은 '몸에 좋지 않은 식품'이라고 생각하라 · 168

마가린, 우유, 요구르트를 대신할 수 있는 식품들 · 173

동물식을 섭취할 때의 비결 · 176

'배가 고프다'는 것은 건강의 척도 · 181

'위장의 목소리'를 외면하는 사람은 병에 걸린다 · 185

## 제4장 생활습관을 관리해야 건강이 보인다

식사를 개선한 것만으로는 건강해질 수 없다 · 193

엔자임의 소모는 이렇게 하면 막을 수 있다 · 197

저체온인 사람은 암에 걸리기 쉽다 · 202

대변, 오줌, 땀은 '독소'를 배출하는 중요한 과정 · 206

내 몸의 독소 체크리스트 50가지 · 210

몸에 무리 없는 4가지 디톡스법 · 214

커피 관장을 30년 동안 실천하고 말할 수 있는 것 · 220

복식호흡은 도구가 필요 없는 뛰어난 건강법 · 224

입으로 하는 호흡은 병으로 가는 지름길 · 227

운동은 밤보다 낮에 하는 것이 좋다 · 230

회사에서 할 수 있는 간단한 스트레칭 · 233

'점심식사 후의 낮잠'이 몸에 좋은 이유는? · 236

몸속의 세포 하나하나가 기뻐하도록! · 238

뇌와 몸은 언제나 우리의 말을 듣고 있다 · 242


에필로그

우리 몸은 인생의 집대성, 살아온 모습이 몸에 나타난다 · 245

우리 몸은 결코 거짓말을 하지 않는다 · 248

# 굵고 긴 인생을 사는 법

①

# '굵고 짧은 인생'이 아니라
# '굵고 긴 인생'을 산다

"노구치 히데요 같은 훌륭한 의사가 돼서 사람들의 도움이 되어라."

어릴 때 어머니가 입버릇처럼 하시던 말이다.

노구치 히데요는 가난한 농가에서 태어나 어렸을 때 왼손에 큰 화상을 입고 불구가 되었다. 고학으로 의사가 된 뒤 미국으로 건너가 미국인들이 이루지 못한 업적을 달성했고 서아프리카로 건너가 황열병을 연구하던 중 감염되어 생을 마감했다. 어머니는 이러한 노구치 히데요의 이야기를 어린 나에게 몇 번이나 들려주셨다. 그리고 마지막에는 잊지 않고 이렇게 말씀하셨다. "너도 노구치 히데요 같은 훌륭한 의사가 돼서 사람들의 도움이 되어라."

초등학교 때부터 '나는 커서 의사가 되어 사람들을 구할 거야'라고 생각했다. 그래서 1963년 외과 레지던트가 되어 미국에 건너가게 됐을 때 누구보다 기뻐했던 사람은 어머니였다.

미국에 건너간 초기에는 생활이 결코 편하지 않았다. 달러 가치가 너무나 높은 데다 힘든 업무에 비해 급료는 낮았다. 인종 차별을 느끼기도 했다. 하지만 이런 때도 의지가 된 것은 "노구치 히데요 같은 훌륭한 의사가 되어라"는 어머니의 말씀이었다.

1967년에 나는 스네어 와이어를 사용한 대장내시경으로 폴립을 절제하는 폴리펙토미를 세계 최초로 성공시켰다. 1971년에는 이 성과를 정리해 미국 위장내시경 학회에 발표했다.

폴리펙토미의 장점이 인정되면 폴립 절제를 위해 개복할 필요가 없어지므로 환자의 부담을 크게 줄일 수 있지만 그동안 개복수술에만 의존해왔던 의사들에게는 큰 변혁을 요구하는 것이었다. 내가 개발한 기구와 시술 방법이 미국 의학계에서 얼마나 인정을 받을 수 있을지 기대 반 불안 반이었다.

행복하게도 발표가 끝나자 참석자들이 모두 기립 박수라는 최고의 찬사를 보내주었다. 그렇게 해서 '내시경외과'라는 새로운 외과분야가 태어났다. 그치지 않는 박수소리를 들으면서 존경하는 노구치 히데요에게 한 발짝 다가간 듯한 느낌이 들었다.

그런데 얼마 후 노구치 히데요를 만난 적이 있다는 한 노의사는 무척 뜻밖의 말을 했다.

"사실 노구치 박사의 업적 자체는 다른 사람들이 손을 댈 생각을 하지 않았을 뿐이지 불가능한 것은 아니었죠. 저는 오히려 당신의 폴리펙토미 쪽이 훌륭한 업적이라고 생각합니다."

나는 깜짝 놀랐다. 어째서 노벨상 후보까지 올랐던 노구치 히데요의 업적을 높게 평가하지 않는 것일까. 그의 말로는 노구치 박사의 연구 분야가 누구도 손대지 않았던 위험한 분야였기 때문이라고 한다.

노구치 히데요가 미국에서 처음으로 연구한 것은 뱀 독에 관한 것이었다. 당시 미국에서는 방울뱀에 물려 죽는 사람이 많아 그 독에 대한 해명과 혈청 개발이 시급한 상황이었다. 하지만 살아 있는 방울뱀의 독니에서 독액을 채취해 연구해야 하기 때문에 당연히 위험이 따랐다.

힘들게 미국에 건너갔지만 일을 찾지 못한 노구치는 이 위험한 일에 자신의 운명을 걸었다. 그리고 마침내 성공함으로써 큰 평가를 받았지만 그 후에도 여전히 위험한 일에 매달려야 했다. 이후 매독 스피로헤타, 바르토넬라증, 트라코마 연구가 이어졌고 뒤이어 황열병 연구에 전념하던 중 감염되어 생명을 잃는다.

노구치 히데요가 이룬 의학적 업적은 대단했다. 그것 말고는 선택의 여지가 없었다고는 해도, 남들이 손대지 않았던 분야에 목숨을 걸고 성과를 이뤄냈다는 것은 아주 훌륭한 일이다.

하지만 나 역시 사람의 생명을 존중하고 돌보는 의사로서 그에 대해 안타깝게 생각하는 것이 있다. 그는 의사이면서도 자신의 몸을 돌보지 않았다는 점이다. 잠자는 시간까지 아껴가며 남보다 몇 배나 열심히 연구에 임했지만 수시로 폭음을 하고 몸을 함부로 하는 생활을 했던 것이다.

노구치 히데요의 어두운 측면을 알게 된 나는 한 가지 결심을 했다. '노구치 히데요 같은 훌륭한 의사가 되는 것이 나의 목표지만, 노구치 히데요처럼 스스로 생명을 단축하는 생활은 하지 않겠다'는 것이다.

나도 젊었을 때는 노구치 히데요처럼 "도대체 자네는 언제 잠을 자나?"라는 말을 들을 정도로 일에 매달렸다. 하지만 새로운 결심을 한 뒤로는 시간을 조금만 투자하면서도 체력을 회복하는 방법을 모색해 건강을 유지할 수 있었다.

요즘 나는 절실히 생각한다. 만약 노구치 히데요가 자신의 몸을 제대로 돌보고 미러클 엔자임을 소모하지 않는 생활을 했다면 황열병에 걸리지 않았을 거라고 말이다. 사실 그와 함께 연구했던 동료 박사들은 한 명도 황열병에 걸리지 않았다. 오랜 기간 동안 몸을 혹사시킨 생활로 미러클 엔자임을 많이 소모한 노구치 히데요만이 감염을 막을 수 없었던 것이다.

노구치 히데요는 어린 시절부터 동경해온 인물이지만, 그와 동시에 의사라면 자신의 건강에 더 유념해 환자의 모범이 되어야 한다는 교훈을 얻은 대상이기도 하다.

　내가 내시경외과라는 새로운 분야를 개척할 수 있었던 것은 '노구치 히데요 같은 훌륭한 의사가 되고 싶다'는 소망이 있었기 때문이다. 그리고 지금까지 일을 하면서 건강하게 살 수 있는 것은 '노구치 히데요처럼 건강을 돌볼 줄 모르는 생활은 하지 않겠다'는 결의가 있었기 때문이다.

　노구치 히데요는 51세라는 젊은 나이로 세상을 떠났다. 좋게 말하면 '굵고 짧은 인생'이라고 할 수 있다. 하지만 사실은 노구치 히데요도 더 오래 살면서 더 많은 사람들을 돕고 싶었을 것이다. 위대한 업적을 남긴 노구치 히데요가 이루지 못한 '굵고 긴 인생'을 사는 것, 이것이 그를 동경해서 의사가 된 내가 목표로 삼고 있는 길이다.

## 평균수명이라는 말에
## 속아서는 안 된다

노구치 히데요가 51세의 나이로 세상을 떠났을 때 많은 사람들이 그의 이른 죽음을 애석해했다. 하지만 당시(1928년) 일본인의 평균수명은 50세에 미치지 못했다. 노구치 히데요는 평균수명보다는 오래 산 것이다.

평균수명이 장수의 판단 기준이 된 것은 최근의 일이다.

일본인이 평균수명을 의식하게 된 것은 약 20년 전부터 일본인의 평균수명이 세계 최고라고 알려지면서부터다. 그전까지는 가족이나 친척, 이웃 등 자신과 가까운 사람들의 수명이 비교 기준이 되었다. 따라서 노구치 히데요의 이른 죽음을 애석하게 여겼다는 것은 당시에도 건강한 사람이 오래 살았다는 말이다. 물론 오래 살았다고 해도 백 살 넘은 사람이 지금처럼 많지는 않았을 것이다. 하지만 80세까지 사는 것은 드문 경우도 아니었다.

옛날도 지금과 마찬가지로 장수하는 사람이 있었다면 어째서 평균수명이 이 정도까지 늘었다고 하는 것일까?

수치로만 보면 확실히 일본인의 평균수명은 크게 늘어났다. 1947년 남성의 평균수명은 50.06세, 여성은 53.96세였다. 그러던 것이 2005년에는 남성이 78.53세, 여성이 85.49세가 되었으므로, 60년 사이에 수명이 약 30년이나 늘어난 셈이다.

그렇다고 해서 옛날 같으면 50세까지밖에 살지 못했을 사람이 지금은 80세까지 살 수 있게 되었다는 의미는 아니다. 여기에 평균수명의 함정이 있다.

평균수명이란 다른 말로 하면 현재 0세인 사람에게 평균적으로 남아 있는 수명이다. 좀더 자세히 설명하면 그해에 태어난 0세의 아이가 앞으로 몇 년 살 수 있는가를 그해의 연령별 사망률을 기준으로 산출한 '평균여명(平均余命)'이다.

후생노동성이 매년 발표하는 간이생명표에는 평균수명과 함께 주연령의 평균여명이 표시되어 있는데, 이것을 자세히 살펴보면 재미있는 사실을 알 수 있다.

좀전에 언급한 1947년과 2005년에 0세의 평균여명(=평균수명) 차이는 남성 28.47세, 여성 31.53세나 되지만, 같은 조건에서 80세의 평균여명을 비교해보면, 남성이 3.61세, 여성이 6.02세로 그다지 크게 차이가 나지 않는다. 즉 일본인의 평균수명이 크게 늘어난 요인은 유아 사망률이 낮아진 결과일 뿐 고령자의 평균여명은 크게 늘어나지 않았음을 알 수 있다.

몇 년에 불과하지만 수명이 늘어난 것은 틀림없는 사실이다. 하지만 중요한 것은 단순히 연수가 아니라 그 내용이다. 즉 양보다 질이 중요하다.

여기서 한 가지 생각해보자. **옛날의 80세와 지금의 80세를 비교해 볼 때 병원에 드나드는 비율은 어느 쪽이 많을까?**

**답은 지금의 80세다.** 주변을 둘러보라. 80대 이상 노인 중에 병원 신세를 지지 않는 사람이 거의 없을 것이다.

실제로 60세 이상의 일본인 중에서 질병으로 입원하거나 정기적으로 병원에 다니는 사람은 60퍼센트가 넘는다. 확실히 수명은 길어졌지만 그만큼 병원 침대에서 보내는 시간도 길어졌다는 말이다. 그런데도 단지 수명이 늘어났다고 마냥 좋아할 수 있을까?

# 돼지고기를 자주 먹는
# 오키나와 사람들이 장수하는 이유

동물성 식품을 지나치게 섭취하면 위상과 장상이 나빠지고 건강을 해치는 원인이 된다. 수많은 나의 임상 데이터가 이 사실을 말해주고 있다.

하지만 이런 이야기를 하면 어떤 사람들은 이렇게 묻는다. "오키나와 사람들이 건강하고 장수하는 비결은 돼지고기를 먹기 때문이라고 들었어요. 그건 왜 그런가요?"

확실히 오키나와의 전통식에서는 돼지고기가 흔히 사용된다. 하지만 그것이 장수의 비결은 아니다.

원래 우리 몸은 pH 7.4의 약알칼리성인데, 동물식을 자주 섭취할 경우 산성으로 변한다. 그러면 우리 몸은 체내의 뼈와 치아에 함유된 칼슘이나 마그네슘과 같은 미네랄 성분을 사용해서 pH 균형을 원래대로 되돌리려고 한다. 육식을 자주 하는 사람이 골다공증에 걸리기 쉬운 것은 이 때문이다.

또한 육식은 식이섬유가 함유되어 있지 않아 대변의 양이 적고, 적은 양의 대변을 배출하기 위해 과도하게 연동운동을 반복하기 때문에 장벽의 근육인 환상근(장을 둘러싸고 있는 근육)과 종주근(세로로 길게 발달한 근육)이 크고 두툼해져 장이 딱딱하고 짧아진다. 이렇게 딱딱해진 장이 강하게 수축하면 장내의 압력이 높아지므로 주머니 모양으로 움푹 파인 게실(憩室)이 좌측의 대장에 생기기 쉽다. 이러한 게실이나 두꺼워진 주름 사이에 대변이 정체되면 장내에 다량의 독소가 만들어진다. 이 독소로 인해 장내 나쁜 균이 많아져 폴립이나 암과 같은 심각한 병을 일으키는 것이다.

뿐만 아니라 육류에 함유된 지방은 산화하기 쉬워 체내에 대량의 프리래디컬(활성산소)을 만들어낸다. 프리래디컬이 각종 건강 장애를 초래한다는 것은 널리 알려진 사실이다.

그러면 돼지고기를 많이 먹는 오키나와 사람들이 장수하는 이유는 무엇일까?

첫 번째는 오키나와의 '물'이 장수 비결이라고 생각한다. 오키나와 섬은 산호초 위에 올라앉은 듯한 형태로 지질에 석탄 성분이 많다. 따라서 오키나와의 물에는 칼슘, 마그네슘 등의 미네랄 성분이 풍부하게 들어 있다. 이렇게 미네랄 성분이 많은 물을 마시는 덕분에 육류를 많이 섭취해도 체내의 pH 균형을 유지할 수 있는 것이다.

뿐만 아니라 오키나와의 전통적인 식생활을 전국 평균과 비교하면 재미있는 사실을 발견하게 된다. 오키나와의 전통식은 돼지고기 섭취량이 전국 평균의 1.6배로 확실히 높은 편이다. 하지만 해조류가 1.5배, 두부는 2.1배, 녹황색 채소도 1.6배로 식물식 역시 상당히 많다. 유감스럽게도 내가 수집한 자료에는 과일 섭취량이 나와 있지 않았지만, 지역적인 특색을 생각하면 과일의 섭취량도 높다고 짐작할 수 있다. 채소나 해조류가 많다는 것은 그만큼 거기에 함유된 식물화학물질(Phytochemical, 식물이 자외선이나 곤충으로부터 자신을 보호하기 위해 만들어낸 물질. 제7영양소라고도 한다)이나 식이섬유도 충분히 섭취하고 있다는 말이다.

또한 돼지고기를 데쳐 여분의 지방을 깨끗이 제거한 뒤 조리하는 것도 특징적이다.

이 같은 사실을 통해 우리는 돼지고기를 많이 먹는 것이 장수의 비결이 아니라 양질의 미네랄이 다량 함유된 물이나 해조류, 그리고 비타민과 엔자임, 식물화학물질이 풍부한 채소나 과일류를 함께 섭취하는 것이 건강의 비결임을 알 수 있다.

# 90세까지 장수하는
# 애연가가 있는 것은 왜일까?

돼지고기를 자주 먹어도 장수하는 사람이 있는 것처럼 애연가 중에서도 90세까지 건강하게 사는 사람이 있다. 90세 정도면 장수했다고 보지만 인간의 수명 한계가 120세 전후라는 것을 생각하면 30년은 적게 사는 셈이다.

물론 오로지 담배 때문에 30년이나 단명했다고는 말할 수 없다. 하지만 만약 이 사람이 담배를 피우지 않았다면 더 오래 산다는 것은 확실하다. 담배를 피우면서도 90세까지 살았다면 담배를 피우지 않은 경우에는 적어도 백 살까지는 건강하게 살았을 것이다.

담배는 우리 몸에 해롭지만, 그 이상으로 생활습관이나 식사, 물이 좋다면 우리 몸의 면역기능이 작용해서 건강상의 문제를 최소한으로 억제할 수 있다.

또한 담배에 함유된 니코틴에는 부교감신경을 자극하는 작용이 있어 업무 등으로 흥분한 몸을 안정시켜주는 장점도 약간은 있다. 따라서 스트레스로 부교감신경이 항상 우위인 사람이라면 소량의 흡연이 스트레스 해소를 도와 결과적으로 몸에 긍정적인 작용을 하는 경우도 있다.

하지만 그렇다고는 해도 담배에는 니코틴 이외에도 카드뮴, 니트로소아민, 포름알데히드 등 많은 유해물질이 함유되어 있으므로, 일정량을 지속적으로 피우면 확실히 건강을 해치는 요인이 된다. 실제로 국제폐암학회의 통계에 따르면 폐암의 원인 중 85퍼센트는 직접 흡연, 3퍼센트는 간접 흡연(다른 사람이 피우는 담배 연기를 마시는 것)에 의한 것이다.

그런데 이때 흡연자 자신이 들이마시는 담배 연기보다도 흡연자 주변에 있는 사람이 들이마시는 담배 연기의 독성이 몇 배나 더 강하다.

사람마다 '개인차'가 있다. 담배의 독성에 약한 사람이 있는가 하면 비교적 해독 기능이 뛰어난 사람도 있다. 담배를 피우는 당사자는 비교적 담배의 독성에 강해 병에 걸리지 않았다고 해도, 주변에는 담배의 독성에 약한 사람도 있게 마련이다.

흡연자는 자신의 건강뿐만 아니라 가족 등 주변 사람들의 건강에도 막대한 악영향을 끼치고 있음을 인식하고 행동하길 바란다.

# '암에 잘 걸리는 집안'
# —이것은 운명이 아니다

흔히 지나친 흡연 때문에 폐암에 걸리고, 지나친 음주 때문에 간암에 걸리며, 육식을 지나치게 많이 해서 대장암에 걸린다고 말한다. 물론 전적으로 틀린 말은 아니다. 그렇다면 어느 정도의 양을 어느 정도의 빈도로 섭취하면 '지나치게'가 되고 발병에 이르는 것일까. 이것은 사실 개인차가 너무 커서 한마디로 단정할 수 없다.

현재 원인불명의 난치병이라 여겨지는 궤양성 대장염이나 크론병(만성적인 염증성 장질병)도 임상 데이터로 유추해볼 때 우유나 유제품이 원인이라고 생각하고 있다. 하지만 실제로는 비교적 소량의 우유나 유제품으로 발병하는 사람도 있고, 매일 우유를 마시지만 발병하지 않는 사람도 있다.

또한 우리와 미국을 비교해보면, 유제품의 섭취량이 많은 미국이 우리보다 궤양성 대장염이나 크론병 환자가 많다. 이들의 개인 식습관을 비교하면 유제품을 먹어온 역사가 짧은 우리가 유제품의 역사가 오래된 미국보다 섭취량이 적은데도 불구하고 발병하기 쉽다는 결과도 나와 있다. 이것은 우리가 우유나 유제품의 역사가 짧은 탓에 이에 대한 '내성'도 약하기 때문이라고 생각한다.

이렇게 병에 대한 저항력이 민족마다 개인마다 다른 것은 무엇 때문일까?

현재 서양의학에서는 민족 차와 개인차가 생기는 가장 큰 요인을 '유전적 체질'로 보고 있다. 부모가 어떤 질병에 걸린 경우, 자식도 같은 병에 걸릴 확률이 높다는 생각에서 비롯된 것이다. 건강 검진 때 "가족 중에 암에 걸린 사람이 있습니까?", "가족 중에 당뇨 환자가 있습니까?"라는 질문을 하는 이유도 유전적 요인이 발병에 크게 관여한다고 보기 때문이다.

물론 유전에 의한 영향도 완전히 무시할 수는 없다. 하지만 나는 '유전'보다 식생활과 생활습관의 대물림이 더 크게 작용한다고 생각한다. 즉 **민족의 식문화와 한 집안의 식습관이 발병률에 크게 관여한다는 의미다**. 이것을 입증하기 위해 현재 여러 가지 데이터를 수집하고 있다.

만약 유전적 체질이 발병의 가장 큰 요인이라면, 완전히 똑같은 유전자를 가진 일란성 쌍둥이가 같은 병에 걸릴 확률은 부모와 자식 이상으로 높을 것이다. 그래서 나는 서로 다른 환경에서 생활하는 일란성 쌍둥이가 같은 병에 걸리는 빈도가 얼마나 되는지를 알아보기 위해 여러 데이터를 찾아보았다.

조건에 맞는 쌍둥이의 절대수가 적은 탓에 아직 데이터로서는 불완전하지만 약 1,600명의 데이터를 집계한 결과, 똑같은 병(동질의 병을 포함)이 발병하는 경우는 겨우 2.5퍼센트였다.

현재 내가 조사 연구를 시작한 것은 같은 라이프스타일을 가진 부부가 같은 병(동질의 병)에 걸릴 확률이다. 부부는 서로 다른 유전적 요소를 가지고 있다. **그럼에도 불구하고 생활을 함께 하지 않는 일란성 쌍둥이보다 생활을 함께 하는 부부 쪽이 동질의 병에 걸리는 경향이 더 높게 나타났다.**

특히 사이좋게 30년 가까이 살아온 부부 중에서 한 사람이 대장암에 걸린 경우 다른 한 사람은 대장 폴립이 있거나, 부인이 유방암인 경우 남편은 전립선암인 경우가 흔했다.

물론 이것도 아직 데이터 수집 단계이므로 정확한 통계를 제시하기에는 자료가 조금 부족하지만, 유전적 요소보다 식생활과 생활습관에서 비롯된 요인이 같은 병을 발병시킬 위험이 높다는 것만은 확실하다.

지금까지는 부모자식이나 형제 사이에 같은 병이 있으면, 대부분 '유전'이라는 한마디로 정리해왔다. 때문에 많은 사람들이 "우리는 암에 잘 걸리는 집안", "우리는 뇌졸중이 많은 집안"이라고 말하면서 '어쩔 수 없는 운명'으로 받아들여왔다.

  하지만 병은 운명이 아니다. 물론 색각장애나 혈우병처럼 유전자에 의해 발병하는 병도 있지만, 오늘날 주요 사망원인이 되고 있는 암이나 뇌졸중, 심근경색 등은 유전 때문이라기보다는 식생활과 생활습관 때문인 경우가 대부분이다. 설령 가족 중에 발병한 사람이 있다고 해도 포기할 필요가 없다. 이러한 생활습관병은 자신의 노력으로 얼마든지 막을 수 있기 때문이다.

# 유행하는 '안티에이징'에 속지 말자

"언제까지나 젊게 살고 싶다." 누구나 이렇게 소망한다. 특히 자신의 육체가 쇠퇴하고 있음을 느끼는 순간 우리는 필사적으로 '노화'를 막으려고 한다. 이렇게 노화에 저항하기 위한 여러 가지 방법을 총칭해서 '안티에이징(항노화)'이라고 한다.

**일본에서도 안티에이징 붐이 대단하지만, 솔직히 그 중에는 권장할 수 없는 방법이 상당히 많다.** 특히 겉모습을 젊게 보이기 위한 목적의 안티에이징 요법에는 위험한 것이 너무나 많다. 예를 들어 깨끗한 피부를 되돌려준다는 화학박피(화학필링)는 피부의 중요한 보호막 기능을 파괴해 심각한 피부 트러블을 초래할 위험이 있다.

우리 피부는 표면에서부터 표피, 진피, 피하조직의 3층 구조로 되어 있다. 이 중에서 수분의 증발을 방지하고 이물질의 침투를 막는 '보호막' 역할을 하고 있는 것은 20미크론(1미크론은 천분의 1밀리미터) 두께에 불과한 표피의 '각층(角層)' 부분이다. 각층은 아주 얇기 때문에 손톱으로 긁는 것만으로도 보호막이 손상된다. 손톱으로 긁은 자국이 붉게 부풀어오르는 것은 보호막이 파괴된 부분으로 잡균이 들어가 염증을 일으키기 때문이다.

 이렇게 중요한 보호막 역할을 해주는 각층은 오래된 표피가 얇은 막처럼 되어 있는데, 우리가 보통 '때'라고 부르는 것이다. '때는 더럽다'는 생각에 매일 때수건으로 빡빡 문지르는 사람이 있는데, 생각을 조금 달리해보자. 때는 피부의 보호막으로 필요하기 때문에 생기는 것이다. 지나치게 강한 자극을 주면 피부에 염증이나 색소침착을 일으키기 쉬워지므로, 필요 이상으로 때를 미는 것은 좋지 않다. 때수건을 사용하지 않아도 불필요한 각층은 저절로 떨어져 나가게 되어 있다.

 생물에는 각각 주어진 수명이 있고 세포에는 그 생물의 수명에 맞는 이상적인 신진대사 사이클이 있다. 그런데 이 사이클의 속도를 억지로 흐트러뜨리면 반드시 문제가 일어나게 마련이다.

 뿐만 아니라 화학박피는 약품을 사용해 각층은 물론 표피까지 벗겨내 강제적으로 표피세포의 신진대사를 촉진한다. 물론 시술 직후는 깨끗하게 보이지만 실제로는 보호막 기능을 하지 못하는 미성숙한 피부다. 수분을 유지하는 기능도 이물질의 침입을 막는 힘도 없다. 이런 미성숙한 피부가 갑자기 바깥 공기에 노출되면 트러블이 생기게 마련이다. 자외선 등의 자극에도 약해 오히려 기미가 생기기 쉬운 피부가 된다.

또 한 가지 **위험한 안티에이징 요법은 성장 호르몬을 투여하는 것이다.** 성장 호르몬은 뼈나 근육의 형성, 신진대사 등에 관여하는 중요한 호르몬이지만 성장기를 지나면서 분비량이 점점 감소한다. 호르몬 분비가 가장 왕성한 시기는 10대인데, 40대가 되면 약 절반, 80대에는 최고치의 20분의 1로 감소한다.

성장 호르몬의 감소는 몸에 여러 가지 노화현상을 가져온다. 피부의 탄력이 없어지고, 운동능력이 저하되고 흰머리가 생기고 성기능이 떨어지는 것은 모두 성장 호르몬이 감소하는 데서 비롯된다.

노화가 성장 호르몬이 감소하기 때문에 찾아드는 것이라면, 성장 호르몬을 투여하여 노화를 막아보겠다는 것이 요즘 유행하는 안티에이징 요법이다. 사실 이 방법을 사용하면 몸에 여러 가지 변화가 나타난다. 지방분해 작용이 높아지므로 다이어트 효과, 여성은 피부의 탄력을 회복하게 될 뿐만 아니라 가슴이 처지는 것을 막는 효과도 기대할 수 있다. 그 밖에도 키가 커지거나 발모 등의 효과도 나타난다.

이 정도의 효과가 있다면 써볼 만하다고 생각할지도 모르겠다.

하지만 효과가 크다는 것은 그만큼 체내에서 큰 변화가 일어나고 있다는 말이다.

그러면 과연 어떤 점이 위험할까?

가장 큰 문제는 자연의 섭리를 거스른다는 점이다. 원래 성장 호르몬은 10대를 기점으로 점점 감소한다. 그런데 이것을 인위적으로 투여한다는 것은 성장기와 같은 환경을 무리하게 체내에 만든다는 말이다. 신진대사가 성장기와 같이 활발해지면 확실히 피부에 탄력이 생기고 먹어도 별로 살이 찌지 않는다. 하지만 활발한 성장은 노화로 돌진하는 것과 같다. 성장 호르몬을 투여하는 동안 겉모양은 젊어 보일지 모르지만, 그렇다고 그로 인해 유전자에 계획된 세포분열의 한계수가 바뀌는 것은 아니다.

또 하나 알아두어야 할 것은 현재 사용되고 있는 '성장 호르몬 제제'가 유전자 변형기술에 의해 만들어졌다는 점이다. 물론 정식 허가를 받았으니 안전하다고 하지만, 그 안전성은 동물실험에 의해 확인된 것이지 실제로 사람에게 몇십 년 동안 투여한 결과 입증된 것은 아니다.

평소에 건강한 생활을 보내고 있다면 무리하게 안티에이징을 할 필요가 없다. 게다가 자연의 섭리에 맞는 속도로 찾아오는 '노화'라면 그렇게 기를 쓰고 저항할 필요가 있을까. 생명체에는 각각 주어진 '수명'이 있고, 그 수명을 제대로 다하기 위해 가장 적절한 속도로 변화하도록 만들어진 시스템을 스스로 갖추고 있다. 노화도 수명을 제대로 다하기 위해 필요한 과정이라고 받아들이면 인생을 좀더 자연스럽게, 행복하게 마칠 수 있지 않을까.

# 최고의 안티에이징은
# 건강하게 사는 것

안티에이징이 크게 유행하고 있는 것은 실제 나이보다 더 일찍 노화가 진행되어 고민하는 사람이 늘었다는 반증이기도 하다. 실제 나이는 20대인데 육체 나이는 40대, 실제 나이는 40대인데 육체 나이는 70대인 사람이 그리 드물지 않다.

나는 65세가 넘어 흰머리가 나기 시작했지만 최근에는 40대에 벌써 머리가 하얗게 된 사람도 많다.

특히 위상과 장상의 노화는 겉으로 드러나는 노화현상 못지않게 심각하다. 위장은 우리 몸에서 변화가 가장 빨리 나타나는 곳이지만 얼굴처럼 화장이나 미용성형으로 속일 수도 없다.

실제 나이 이상으로 노화가 진행되는 데는 여러 가지 원인을 생각할 수 있다. 육류의 과다 섭취, 흡연·음주 같은 나쁜 습관, 스트레스나 전자파 등에 의한 프리래디컬 대량 발생 등등. 식품 첨가물이나 농약 등도 노화를 진행시키는 원인이라고 할 수 있다.

"건강과 장수의 비결을 한마디로 말한다면 무엇입니까?"라는 질문을 자주 받는데, 사실 건강의 비결을 하나로 압축시켜 말하는 것은 불가능하다. 우리의 '건강 상태'는 식사나 물, 생활습관이나 정신적인 면 등 여러 가지 요인에 의해 형성되기 때문이다.

아무리 좋은 식사를 해도 건강하지 못한 생활을 한다면 건강을 유지하기 어려울 것이다. 반대로 규칙적이고 건강한 생활을 하더라도 몸에 나쁜 식사를 하면 노화는 빠른 속도로 진행된다. 뿐만 아니라 같은 식품이라도 조리하는 물이나 식품에 함유되어 있는 성분에 따라 몸에 미치는 영향도 다르다.

'몸에 좋다'고 하면 무조건 그것만 집중적으로 섭취하는 사람이 많은데, 우리 몸은 그렇게 단순하지가 않다.

카테킨이나 유산균, 폴리페놀에는 분명 몸에 좋은 성분이 들어 있다. 하지만 카테킨이 풍부한 녹차를 너무 많이 마시면 위축성 위염을 거쳐 위암이 되기 쉽고, 유산균이 들어 있는 요구르트도 계속 마시면 위상이 나빠진다. 한때 레드와인에 함유된 폴리페놀이 몸에 좋다는 말에 레드와인을 매일 벌컥벌컥 마시는 사람들이 있었는데, 이 경우 알코올을 분해하기 위해 대량의 엔자임이 소모되므로, 폴리페놀을 섭취하는 장점보다 엔자임 소모에 의한 피해가 훨씬 더 크다고 할 수 있다.

또한 적당한 운동은 건강 유지에 반드시 필요한 요소지만 과격한 운동은 엔자임을 소모하므로 오히려 몸에 독이 된다. 건강 유지를 위해서는 몸을 청결하게 유지할 필요가 있지만, 때수건으로 빡빡 문질러 각층을 없애버리면 피부의 보호막 기능이 손상되어 면역력이 떨어진다.

반복해서 말하지만 우리 몸은 건강에 좋은 어느 한 가지만 먹으면 되는 단순한 구조가 아니다. 아무리 좋은 것도 지나치면 몸 전체의 균형을 무너뜨리는 원인이 될 수 있다. 몸을 건강하게 유지하는 데 필요한 요소가 부족할 때와 마찬가지로 과잉으로 섭취하거나 편식하는 것도 몸에 해가 된다는 점을 잊지 말자.

사람들은 겉모습을 젊고 아름답게 가꾸는 데만 몰두하지만, 진정한 아름다움은 건강한 육체에서 자연스럽게 배어나오게 마련이다. 미용성형이나 잘못된 안티에이징으로 겉모습만 아름답게 바꾼들 몸속이 변하지 않으면 아무 소용이 없다.

건강하게 장수하는 비결은 자연의 섭리를 따른 것 중에서 우리 몸에 좋은 것을 몸의 균형을 생각하면서 적절하게 섭취하는 것이다.

따라서 나는 환자들에게 건강하게 살기 위한 방법으로 '일곱 가지 건강법'을 균형 있게 실시하도록 권장하고 있다.

❶ 올바른 식사

❷ 좋은 물

❸ 올바른 배설

❹ 올바른 호흡

❺ 적당한 운동

❻ 충분한 휴식과 수면

❼ 웃음과 행복감

이 '일곱 가지 건강법'은 신야 식사건강법의 기본이며 엔자임 요법의 구체적인 실천항목이다.

  건강한 상태라는 것은 자신에게 가장 이상적인 속도로 신진대사가 이루어지는 상태이기도 하다. 따라서 건강하게 사는 것이야말로 최고의 안티에이징이라 할 수 있다.

# 엔자임이 가르쳐주는
# '건강'과 '장수'의 비결

 건강의 열쇠를 쥐고 있는 것은 엔자임(효소)의 체내 보유량이다. 엔자임의 체내 보유량이 많으면 신진대사가 정상적으로 이루어지는 것은 물론 체내의 해독 작용과 면역시스템도 정상적으로 작동하므로 병을 예방할 수 있다.
 내가 말한 일곱 가지 건강법은 이렇게 중요한 엔자임의 '보충', '활성화', '소모 방지'에 효과가 있는 것들이다.
 우리 몸에 일어나는 여러 가지 트러블은 참으로 다양하지만, 그 근본 원인을 끝까지 파고들면 모두 하나의 결론에 이르게 된다. 엔자임이 부족하다는 것이다. 물론 트러블에 따라 부족한 엔자임의 종류는 다르지만, 모든 엔자임이 미러클 엔자임에서 만들어진다고 생각하면 미러클 엔자임의 체내 보유량을 떨어뜨리지 않는 것이 건강의 비결이다.

엔자임이 부족하면 병에 걸리거나 병을 더 악화시킨다는 것은 현대의학에서도 인정하고 있다. 여러 분야에서 엔자임의 연구가 진행되고 있는 것도 이 때문이다.

현재 암 치료는 외과수술과 항암제 치료를 중심으로 X선 조사법(照射法), 면역요법 등을 병행하고 있다. 그러나 항암제 치료는 엄청난 고통이 따르는 것에 비해 그렇게 큰 효과를 기대하기 어렵다. 항암제 치료가 기대치의 성과를 올리지 못하고 있는 것은 우리의 첫 번째 사망 원인이 암이라는 사실에서도 명확히 알 수 있다.

암의 완치 여부는 조기발견에 달려 있다고 해도 과언이 아니다. 암이 진행돼서 수술로 병소(발병한 부위)를 제거할 수 없는 상태이거나 전이가 진행되고 있어 항암제 치료에 의지해야 하는 경우 치유율은 높지 않다.

미국에서는 환자를 고통스럽게 하면서도 효과는 그다지 높지 않은 항암제 치료를 대체할 다양한 암 치료법이 연구되고 있다. 그 중에는 판크레아틴이라는 엔자임을 투여해 췌장암을 치료하는 엔자임 요법이 있다. 나중에 다시 설명하겠지만 이 판크레아틴을 이용한 엔자임 치료에서 판크레아틴의 효과를 높이기 위해서는 체내의 독소를 빨리 배출해 간장의 해독 기능을 돕는 '커피 관장'을 실시하는 것이 효과적이라는 보고가 있다.

커피 관장은 체내에 쌓인 독소를 밖으로 배출시켜 그만큼 엔자임이 소모되는 것을 막아주므로, 췌장암뿐만 아니라 다른 병이 있는 사람에게도 권하고 싶은 건강법이다.

이 책에서 소개하는 '일곱 가지 건강법'은 여러 가지 엔자임 요법 중에서도 가장 위험 부담이 적고 안전하다고 자부하고 있다. 모두 '자연의 섭리'에 기반을 둔 건강법이기 때문이다. 판크레아틴을 사용한 엔자임 요법도 일반적인 항암제 치료와 비교하면 위험 부담이 훨씬 적지만, 판크레아틴 자체가 인공적으로 만들어진 것이라 인간의 판단으로 투여량을 정해야 하는 점이 다소 위험하다.

하지만 '일곱 가지 건강법'에서는 외부에서 받아들이는 것은 자연에서 태어난 식품과 자연에 가까운 좋은 물뿐이다. 이 외에는 자연의 섭리에 따라 체내 시계가 정확하게 움직이도록 생활습관에 유념하면 된다. 몸이 그 사람의 건강 상태에 가장 적합한 형태로 움직여주므로 위험 부담은 전혀 없다.

단점이 있다면 몸에 좋은 식품과 물을 구입하는 데 다소의 비용과 정성이 든다는 정도다. 하지만 병 때문에 고통받으며 비싼 치료비를 지불하는 것을 생각하면, 좋은 식품과 좋은 물을 먹는 데 비용을 아낄 일이 아니다.

장수의 비결은 엔자임의 소모를 막는 것이다.

건강의 비결은 엔자임을 활성화시켜 몸이 원래 가지고 있는 면역기능과 항상성을 유지하는 것이다.

  이것은 결코 어려운 일이 아니다. 인간도 자연의 일부라는 것을 이해하고 자연의 섭리에 따라 생활한다면 누구나 천수를 누릴 수 있다.

# 2

내 몸이 보내는
신호에 귀 기울여라

# 변비가 암으로 발전할 수 있다

외과 레지던트로 미국에 건너갔을 때 대장에 폴립이 생겨 수술을 받는 사람이 너무나 많은 것을 보고 무척 놀랐던 기억이 있다. 18명 중 한 명꼴로 폴립이 있었다. 육류 위주의 식생활이 원인이었다.

지금은 장에 폴립이 생긴 경우 개복을 하지 않고 내시경을 사용해 수술하고 있지만, 30년 전에는 1센티미터 정도의 작은 폴립을 제거하는 데도 개복수술을 해야 했다.

대장폴립은 장 속에 생긴 버섯 모양의 '사마귀' 같은 종양을 말한다. 대부분(80~90퍼센트)이 양성이지만 장에 바륨을 주입해서 X선을 통과시키는 당시의 검사방법으로는 폴립이 양성인지 악성인지를 확인할 수 없었다. 만약 양성 폴립이라도 그대로 방치하면 악성 종양, 즉 '암'이 될 가능성이 높기 때문에 직경 1센티미터 이상의 폴립이 발견되면 수술로 제거하는 게 안전했다.

이처럼 대장폴립은 제거한다는 조치만 있었을 뿐 원인 규명이나 예방조치는 전혀 이루어지지 않고 있었다. 이 때문에 한 번 잘라내도 폴립이 다시 생기는 사람이 많아 몇 번이나 개복수술을 받는 경우도 적지 않았다.

지금 생각하면 육류 위주의 식생활이 문제인데 그것을 개선하지 않았으니 재발하는 것은 당연한 결과였지만, 폴립이 생길 때마다 개복수술을 받아야 하는 환자들의 육체적, 정신적 고통은 상당히 컸다.

나는 환자들의 고통을 덜어주기 위해 대장내시경에 스네어 와이어를 삽입해 개복을 하지 않고 폴립을 제거하는 방법을 연구했다. 동시에 대장폴립이 자꾸 생기는 원인을 규명하고자 했다.

이때 주목하게 된 것이 식생활이었다. 수많은 수술 환자들을 지켜보면서 미국인의 장과 우리의 장은 확연히 다르다는 것을 발견했기 때문이다. 미국인의 장은 우리의 장보다 딱딱하고 두꺼웠다.

당시(1960~70년대) 우리의 경우 대장폴립이 있는 사람이 아주 드물었는데, 그 이유가 미국과는 확연히 다른 식문화, 즉 '곡물 위주의 식사' 때문이 아닐까 하고 생각했다.

보통 미국인의 장은 우리의 장보다 짧다. 많은 사람들이 이것을 인종적인 차이라고 생각하는데 그렇지 않다. 식사를 개선한 환자들의 장을 살펴보니 미국인의 장도 원래는 우리처럼 길고 부드럽다는 것을 알 수 있었다. 그들의 장이 딱딱하고 짧아진 것은 과도한 육류 섭취로 후천적으로 변했을 뿐이다.

장의 길이나 부드러움, 장관(腸管) 속의 상태인 '장상'은 식습관에 의해 크게 변한다. 참으로 한탄할 일이지만 30년 전까지는 그렇게 깨끗하고 대장폴립도 거의 없던 우리의 장도 최근에는 육류 섭취가 늘어나면서 장상이 악화되고 그와 함께 생활습관병도 급증하고 있다.

또한 여러 가지 병의 수술이나 검사를 하면서 발견한 사실이 있다. 장과는 관계가 없는 것처럼 보이는 장기, 예를 들어 폐나 간장, 담낭, 신장 등에 병이 있는 사람의 장상 역시 깨끗하지 않다는 것이다.

현대의학은 심장, 폐, 위, 장, 신장 등 장기별로 분류하여 한 군데 고장이 생기면 그곳에만 초점을 맞추어 해결하려고 한다. 통증이 있으면 진통제를 처방하고, 위점막이 상해 있으면 위산을 억제하는 약을 처방하는 식이다. 하지만 **인간의 몸은 장기나 기관별로 나누어진 게 아니라 모두 연결되어 있다. 어느 한쪽에 문제가 생기면 그 영향은 온몸에 미친다.**

예를 들어 식이섬유나 수분 섭취가 적어 변비가 있는 사람은 변안의 소화되지 않은 물질이 부패, 발효해서 독소를 발생시킨다. 이 독소가 장벽의 세포 내 유전자를 변화시켜 폴립을 만들고 점차 암으로 진행한다는 것은 잘 알려진 사실이다. 하지만 숙변(정체변)이 만들어낸 독소가 온몸의 세포에 나쁜 영향을 끼친다는 것을 아는 사람은 드물다.

변비가 있으면 뾰루지 등 피부 트러블이 심해지는 것은 누구나 아는 건강 상식이다. 이것은 장내에서 발생한 독소가 장벽으로 흡수되어 혈액을 통해 피부로 운반된 결과다. 따라서 얼굴에 여드름이 하나 생겼다면 몸속 어딘가에도 비슷한 것이 생겼다고 생각해야 한다. 그리고 온몸으로 퍼진 독소가 세포 내의 유전자를 손상시킨 경우 최악의 경우에는 여러 가지 암의 원인이 될 수도 있다.

결국 별것 아닌 변비가 원인이 되어 우리 몸 어딘가에 암이 생길 위험이 있다는 말이다.

장상의 악화, 장내환경의 악화는 단순히 장만의 문제가 아니다. 장에 나쁜 것은 우리 몸 전체에도 나쁘다는 것을 명심하자.

# 몸의 작은 변화를 무시하지 말자

우리 몸은 약 60조 개의 세포가 모여 있는 집합체다. 따라서 건강한 육체는 60조 개 세포가 모두 건강하고 활기 찬 상태에 있다는 말이다.

세포는 각각 산소와 영양의 보급, 노폐물 배설, 그리고 에너지를 생산하고 있는 하나의 생명체다. 따라서 하나하나의 세포가 건강한 상태를 유지하기 위해서는 모든 세포에 필요한 영양분과 산소가 제대로 전달되고 대신 노폐물과 이산화탄소는 제대로 배출되어야 한다. 이때 중요한 것은 혈액·림프와 같은 체액이 원활하게 순환하는 것이다.

《병 안 걸리고 사는 법》에서 담배와 술이 최악의 생활습관이라고 강조한 것은 단순히 이들이 폐나 간장과 같은 특정 장기에 문제를 일으키기 때문만이 아니라, 우리 몸 전체의 모세혈관을 수축시켜 혈액과 림프의 흐름을 방해하기 때문이다.

흡연과 음주가 습관화되면 온몸의 모세혈관이 수축되어 세포에 충분한 산소와 영양을 전달하지 못한다. 세포에 영양이 전달되지 않는다는 것은 노폐물을 배출하지 못한다는 말이다.

**60조 개나 되는 대부분의 세포가 '변비' 상태가 되는 것이다.** 이때 장 속의 정체 대변이 온몸에 악영향을 미치듯이 세포의 변비도 여러 가지 문제를 일으키는 원인이 된다.

**흡연이나 음주 습관이 있는데 피부 트러블이 생기거나 피부색이 칙칙하게 변했다면 몸이 내보내는 위험신호로 받아들여야 한다.** 피부색이 변하거나 트러블이 생기는 것은 피부 세포에 산소가 부족해 노폐물이나 독소가 쌓여 있기 때문이다.

지금까지 아주 많은 사람들의 위상과 장상을 봐왔는데, **피부에 담배나 음주로 인한 폐해가 보이는 사람은 위나 장내의 점막 또는 모세혈관에도 형태의 변형이나 출혈과 같은 현상이 나타났다.**

**온몸을 침범하는 무서운 암도 처음에는 단 하나의 세포 유전자가 변화하는 것에서 시작된다. 따라서 작은 이상이나 변화를 우습게 봐서는 안 된다.**

최근 건강하던 사람이 어느 날 갑자기 사망하는 돌연사가 늘고 있다. 현대의학에서는 돌연사의 원인을 '불명'으로 보고 있지만 진정한 의미에서 건강한 사람이 갑자기 사망한다는 것은 있을 수 없는 일이다. **죽음에 이르는 데는 반드시 원인이 있다.** 돌연사한 사람은 세포 단위에서의 이상, 통증이나 자각증상을 동반하지 않는 이상이 조용히 진행되고 있었던 것이다. **병은 우연히 또는 어느 날 갑자기 아무런 예고도 없이 찾아오지 않는다.**

우리 몸을 구성하고 있는 세포는 그 하나하나가 천수를 다하기 위해 최선을 다하고 있다. 하지만 이들에게는 선택의 자유가 없다. 그 몸의 '주인'이 선택해서 섭취한 것을 혈관이라는 생명선을 통해 받아들일 뿐이다.

하지만 이 생명선조차도 우리의 선택에 따라서는 절단(모세혈관의 수축)될지도 모른다.

우리는 눈에 보이는 외상이나 피부 표면에 나타난 변화에는 민감하게 반응한다. 눈에 보이지 않는 내장도 통증을 동반하는 이상을 느끼면 병원을 찾는다. 하지만 눈에 보이지 않고 통증도 느끼지 못하는 이상 상태가 세포 단위에서 진행되고 있는 '미병(未病)'과 '건강'을 제대로 구별하는 사람은 거의 없다.

그렇다고 통증도 자각증상도 없는데 미리부터 걱정할 수도 없는 노릇이다. 건강을 해친다는 것을 알지만 어쩔 수 없이 과로하게 되는 경우도 있다. 나 역시 젊었을 때는 상당히 무리하며 일을 했고 지금도 건강에 좋지 않다는 것을 알면서도 굳이 선택하는 일도 있다. 현대사회에서 살아가기 위해서는 어쩔 수 없는 일이다.

하지만 그렇기 때문에 더욱더 흡연이나 음주가 몸속에서 어떤 변화를 일으키는지, 육류의 과다 섭취가 세포에 어느 정도 부담을 주는지, 자신의 행동이 몸에 어떤 영향을 미치는지에 대한 올바른 지식을 가질 필요가 있다.

몸속에서 어떤 일이 일어나고 있는지, 어떤 습관이 자신의 세포를 어느 정도 고통스럽게 하는지를 알고 있으면, 일시적으로 무리를 한다고 해도 그 후에 몸을 제대로 돌보고 자신을 더 사랑하려는 마음이 솟아날 것이다. 이런 식으로 마음이나 생각이 변하지 않으면 생활습관병을 예방하거나 치료할 수 없다.

**내 몸은 내가 돌보아야 한다.** 병에 걸리는 것도 건강하게 사는 것도 모두 자신의 '선택'에 달렸다는 것을 자각하고 몸을 소중히 여기는 것, 이것이 '진정한 건강'의 첫 번째 비결이다.

# 엔자임 부족의 위험 신호를
# 알리는 20가지 징조

앞에서도 말했듯이 우리가 건강을 유지할 수 있게 해주는 것은 미러클 엔자임의 체내 보유량이라고 생각한다.

체내에 충분한 양의 미러클 엔자임이 있다면 비만이 되는 일도 반대로 지나치게 마르는 일도 없다. 또한 아무리 유해한 바이러스가 몸속에 들어왔다고 해도 발병하지 않고 지나가거나 아니면 발병했다고 해도 비교적 가볍게 회복할 수 있다.

비슷한 환경에 있고 비슷한 식생활을 하더라도 병에 걸리는 사람이 있고 그렇지 않은 사람이 있는 것은 미러클 엔자임을 얼마나 충분히 갖고 있는가에 달려 있다.

우리의 생명활동은 5천 종 이상이나 되는 엔자임에 의해 유지되고 있다. 유전자 연구가 더 진행되면 엔자임의 종류도 2만, 3만,

또는 그 이상으로 밝혀질 것이다. 우리 몸속에서 이루어지고 있는 여러 활동 중에 엔자임이 관여하지 않는 것은 없다.

이처럼 생명의 유지에 필요불가결한 엔자임은 기본적으로는 체내에서 생성되지만, 우리 몸이 어떻게 필요한 엔자임의 종류와 양을 판별하는지, 그리고 어떻게 엔자임이 몸속에서 만들어지는지에 대한 상세한 메커니즘은 아직 규명되지 않고 있다.

앞에서도 언급한 바와 같이 나는 다양한 임상 데이터를 통해 엔자임은 각각 개별적으로 생성되는 것이 아니라, 여러 가지 엔자임의 기본이 되는 '원형(미러클 엔자임)'이 체내에 어느 정도 축적되어 있다가 그것이 필요에 의해 변환되어 사용된다고 생각한다.

이 미러클 엔자임설은 아직 가설이므로 체내에서 어느 정도의 미러클 엔자임이 있으면 건강하게 살 수 있는지, 그 수가 어느 정도로 줄어들면 병에 걸리는지는 정확히 말할 수 없다.

하지만 미러클 엔자임의 보유량이 어느 정도 이하로 떨어지면 생명에 영향을 줄 정도는 아니지만 어떤 병을 발병시키고, 더 줄어들면 암과 같은 심각한 병에 걸릴 수 있다는 것은 쉽게 예상할 수 있다. 악성도가 높은 암(예를 들어 경성암, 즉 암세포가 단단하고 굳은 성질을 띠는 암)의 발생은 우리 몸의 엔자임 양이 상당히 적고 암에 대한 면역력이 극단적으로 떨어진 경우에 일어난다고 할 수 있겠다.

따라서 미러클 엔자임의 체내 보유량을 높은 레벨로 유지하느냐 마느냐가 건강 유지의 관건이다.

하지만 우리는 병이 없으면 건강하다고 생각하기 쉽다. 건강하다고 생각하는 사람들 중에는 미러클 엔자임의 체내 보유량이 감소하면서 '미병' 상태, 즉 발병하지는 않았으나 건강을 잃어가는 단계의 사람들이 상당히 많다.

현재 의학으로는 체내의 미러클 엔자임이 어느 정도 감소하고 있는지를 수치로 나타낼 수 없다. 하지만 평소 자기 몸의 변화에 신경 쓰고 있다면 몸이 내보내는 위험 신호를 알아차릴 수 있다.

엔자임이 부족해졌다는 신호를 알 수 있는 스무 가지 항목이 있다. 이번 기회에 체크해보자.


[엔자임 감소의 위험 신호]

1. 감기에 잘 걸린다.
2. 근육통, 관절통, 요통이 있다.
3. 변비, 설사, 악취가 나는 변이 계속된다.
4. 피부 트러블이 심하고 여드름, 뾰루지 등이 잘 생긴다.
5. 냉증이 있다.
6. 식욕부진, 구토, 위통이 있다.
7. 가슴앓이(위에서 식도의 상복부 및 인두 부근에 고열이 나거나 송

곳으로 찌르듯이 아픈 증세)가 있고 잘 체하며 트림이 잦다.

8. 눈이 피곤하고 침침하다.

9. 두통, 불면이 있다.

10. 머리카락이 잘 빠지고 가늘어졌다.

11. 기미나 주름이 늘어났다.

12. 체중이 늘어났다(또는 갑자기 체중이 감소했다).

13. 저림 증상이 자주 나타난다.

14. 기분이 잘 가라앉고 우울증 기미가 있다.

15. 집중력이 떨어지고 쉽게 초조해진다.

16. 화를 자주 낸다.

17. 잘 붓는다.

18. 피로감과 현기증이 잦다.

19. 식품 알레르기, 아토피, 천식 등의 지병이 있다.

20. 귀울림(이명)이 잦다.

이러한 변화를 자각하면서도 '피곤하니까', '요즘 꽤 바빴지', '나이가 드니 어쩔 수 없군' 하며 몸을 잘 돌보지 않았던 사람도 꽤 많을 것이다.

　확실히 나이를 먹으면 육체는 서서히 노쇠한다. 이것은 자연스러운 변화다. 하지만 이러한 변화는 어느 날 불현듯 '아, 그러고

보니……'라고 느낄 정도로 미묘하게 진행해간다.

'최근 갑자기', '요즘 특히'와 같은 변화라면 주의할 필요가 있다. 엔자임이 감소하고 있다는 것을 전하기 위해 몸이 내보내는 위험 신호일지도 모르기 때문이다. 자각 증상이 하나라도 있는 사람은 반드시 이번 기회에 엔자임 요법에 기반을 둔 '일곱 가지 건강법'을 실천해보자. 위험 신호가 사라지고 체력이 되살아나는 것을 확실히 느낄 수 있을 것이다.

# '좋은 유전자'를 섭취한다는 것

미국의 효소연구의 일인자인 에드워드 하웰 박사는 생물이 일생 동안 만들어낼 수 있는 엔자임의 양은 정해져 있다는 설을 내놓았다. 이 정해진 양의 엔자임을 '잠재효소'라 부르며 잠재효소를 다 사용하면 그 생명체는 죽음에 이른다고 보았다.

하웰 박사의 '잠재효소설'은 나의 '미러클 엔자임설'과 겹치는 부분이 많아 이후의 연구 성과를 기대하고 있다. 그런데 이 두 가지 설에는 차이점이 하나 있다. 하웰 박사가 잠재효소의 양이 한정되어 있다고 보는 데 반해 나는 '후천적 노력으로 미러클 엔자임의 체내 보유량을 늘릴 수 있다'고 생각한다는 점이다.

잠재효소설에서는 젊었을 때 건강을 돌보지 않고 엔자임을 낭비하면 나중에 후회해도 되돌릴 수 없다. 건강을 유지하고 싶고

더 오래 살고 싶어도 방법은 잠재효소를 절약하는 것밖에 없다.

현재는 하웰 박사의 '잠재효소 유한설'이 유력하지만 나의 임상 데이터에서는 엔자임을 보충하는 식사를 하고 엔자임을 낭비하지 않는 생활을 하면 확실히 미러클 엔자임이 늘었다고 추정되는 변화, 즉 장기의 기능 개선이나 세포의 재생과 같은 현상을 발견할 수 있다.

《병 안 걸리고 사는 법》에서 '지금부터라도 늦지 않았다'고 말한 것은 식생활과 생활습관을 개선하면 얼마든지 미러클 엔자임을 늘릴 수 있다고 확신하기 때문이다.

이미 언급한 바와 같이 우리의 건강을 지탱해주고 있는 엔자임은 크게 두 군데에서 생성된다. 세포 속과 장내세균 속이다.

세포 내에서 생성되는 엔자임의 원재료는 우리가 매일 먹는 음식을 통해 체내에 들어가는 영양소다. 따라서 엔자임을 늘리고 싶다면 엔자임이 많이 함유된 식품을 섭취해야 한다.

물론 엔자임이 함유된 식품을 먹어도 그 식품에 함유된 엔자임이 그대로 흡수되어 사용되는 것은 아니다. 엔자임은 단백질의 일종이므로 아미노산으로 분해되어 흡수되기 때문이다.

아미노산으로 흡수된다면 차라리 아미노산 자체를 섭취하면 되지 않을까 생각하는 사람도 있겠지만 그것은 다르다. '엔자임을 섭취한다'는 의의는 아주 크다. 엔자임이 분해된 아미노산과 그렇지 않은 단백질이 분해된 아미노산은 '가지고 있는 정보'가 다르기 때문이다.

물질에는 저마다 고유한 '정보'가 들어 있다. 즉 엔자임을 분해한 아미노산에는 '엔자임의 정보'가 들어 있다.

엔자임이 분해되어 몇 종류나 되는 아미노산의 형태로 흡수된다고 해도 같은 정보를 공유하고 있는 것이 아닐까? 이 때문에 체내에서 엔자임을 생성하려고 할 때 같은 엔자임 정보를 가지고 있는 아미노산끼리 재합성되기 쉽다고 생각할 수 있다.

이것은 비유하자면 직소퍼즐과 같다. 한 장의 그림으로 만들어지는 직소퍼즐은 조각조각으로 뿔뿔이 흩어져도 원래 그림의 정보를 공유하고 있다. 즉 이 정보를 토대로 원래 그림대로 조합할 수 있다는 말이다. 식품에 함유되어 있는 엔자임이 한 번 분해되어도 체내에서 재합성되기 쉬운 것은 이와 같은 원리라고 할 수 있다.

사람마다 제각각 다르듯이 아미노산도 다 같지는 않다. 아미노산이 가지고 있는 역사가 다르다는 것은 아미노산이 가지고 있는 '정보'가 다르다는 말이고 그 정보가 다르면 기능도 다르다. **한 사람 한 사람의 개성과 능력이 다르듯이 아미노산도 '유래'가 다르면 개성과 능력도 다르다.**

따라서 엔자임의 정보를 가지고 있는 아미노산을 섭취하기 위해서는 엔자임이 풍부한 식품을 섭취해야 한다.

**엔자임을 많이 함유한 식품이란 한마디로 '살아 있는 식품'이라고 할 수 있다.** 생명이 있는 곳에는 반드시 엔자임과 유전자가 존재한다. 따라서 채소든 곡물이든 되도록 살아 있는 것, 육류나 생선도 되도록 신선한 것을 선택해야 엔자임을 많이 섭취할 수 있다.

지금까지 많은 사람들의 위장을 봐오면서 **엔자임이 풍부한 식품을 선택하는 것이 바로 '좋은 유전자'를 섭취하는** 것이라고 믿게 되었다.

우리 몸속에서 대량의 엔자임이 만들어지는 또 한 곳은 장내세균이다.

장내세균에 대해 이야기하면, 젊은 여성들은 자신들의 몸속에 세균이 대량으로 번식하고 있다는 것을 생각하면 징그럽다고 말한다. 하지만 장내세균이 없다면 우리는 건강하게 살 수 없다. 인간에게 장내세균은 건강하게 살아가기 위해 꼭 필요한 파트너다.

장내세균은 약 3천 종류나 되는 엔자임을 만든다고 한다. 그 중에는 세포에서는 생성할 수 없는 엔자임도 있을 것이다.

이렇게 우리 몸에 유익한 엔자임을 만들어내는 장내세균을 일반적으로 '좋은 균'이라고 부른다. 하지만 '나쁜 균'이라 불리는 부패작용이 강한 균도 우리 몸에 유해한 것을 더 빨리 배출하기 위해서는 어느 정도 필요하다. 따라서 중요한 것은 장내환경을 개선해 좋은 균과 나쁜 균의 균형을 맞춰 두 종류의 균이 제 역할을 하도록 하는 것이다.

　엔자임과 좋은 유전자가 풍부한 '살아 있는 식품'을 섭취해 장내세균이 활성화될 수 있는 장내환경을 만들면, 미러클 엔자임의 체내 보유량은 확실히 늘어날 것이다.

# 장은 스스로 생각하는 '제2의 뇌'

장은 아주 신비한 장기다. 장은 우리 몸의 사령탑이라 할 수 있는 '뇌'의 지배로부터 독립해 활동하고 있다. 그 증거로 뇌에서 받은 지령을 전달하는 척수가 손상되거나 뇌사상태가 되더라도 장은 정상적으로 계속 활동한다.

보통 인간은 뇌의 기능이 완전히 멈추면 몇 분에서 아무리 길어도 몇 시간 안에 심폐 기능이 정지해 죽음에 이른다. 이것은 심폐 기능이 뇌의 지배하에 있다는 것을 의미한다.

하지만 장은 뇌사상태에 빠져 있어도 호흡과 혈액이 순환되도록 유지해주면, 영양분을 흡수하고 불필요한 것은 배출하는 기능을 수행한다.

이처럼 '독립성'을 가졌다는 특징 때문에 장은 '제2의 뇌'라고도 불린다.

**실제로 장이 활동하는 모습을 보면 '제2의 뇌'라는 말이 맞다는 것을 실감할 수 있다.**

예를 들어 장에는 단백질이나 지방, 탄수화물 등 여러 가지 성분의 음식물이 동시에 들어오는데, 장은 이들의 성분을 재빨리 구분해 소화 흡수에 필요한 엔자임의 종류와 양을 각 장기에 전달한다. 동시에 몸에 해가 되는 것이 들어오면 면역시스템에 전달해 설사를 일으켜 독소를 체외로 배출시킨다. 이렇게 민첩한 구분과 대처는 장이 스스로 판단을 내려 다른 장기나 면역시스템에 지령을 내리고 있다는 것을 의미한다.

최근 미국의 신경생물학자 마이클 D 거숀 박사는 장이 '제2의 뇌'라는 것을 입증하는 흥미로운 연구를 발표했다. 그는 뇌에 존재하는 신경전달물질인 세로토닌이 장에도 존재하는 것을 발견하고 연구를 진행한 결과, 우리 몸의 전체 세로토닌의 약 95퍼센트가 장에서 만들어지고 있다는 사실을 밝혀냈다.

박사는 그의 저서 《제2의 뇌—장에도 뇌가 있다》에서 당시의 발견을 다음과 같이 표현하고 있다.

"도저히 믿을 수 없을지 모르겠지만, 저 못생긴 장은 심장보다도 훨씬 현명하고 풍부한 감정을 가지고 있다. 뇌나 척수로부터 지령을 받지 않아도 반사를 일으키는 내재성 신경계를 가지고 있는 기관은 장뿐이다."

진화는 적절한 방법을 택했다. 우리 조상이 아메바 모양의 원시 생물에서 진화해 등뼈를 획득했을 때 두개골과 장에 각각 다른 감성을 가진 뇌를 발달시킨 것이다.

자율신경에는 교감신경과 부교감신경이 있는데 교감신경은 긴장이나 흥분상태에 있을 때 우위로 작용하고 부교감신경은 반대로 릴렉스 상태일 때 우위로 작용한다. 예를 들어 운동할 때나 공포를 느낄 때 심장의 움직임이 활발해지는 것은 교감신경의 작용이며, 릴렉스 상태나 어린아이가 졸릴 때 손이 따뜻해지는 것은 부교감신경이 우위가 되어 모세혈관이 확장되기 때문이다.

이러한 자율신경과 내장의 활동 관계를 구체적으로 나타내면 다음과 같다.

| [교감신경 우위] | | | | |
|---|---|---|---|---|
| 상승 | ← | 혈압 | → | 하강 |
| 확장 | ← | 기도(氣道) | → | 수축 |
| 촉진 | ← | 심장박동 | → | 진정 |
| 이완 | ← | 위 | → | 수축 |
| 연동 억제 | ← | 장 | → | 연동 촉진 |

[부교감신경 우위]

여기서 흥미로운 사실은 교감신경 우위에서는 혈압, 기도, 심장 박동 등의 움직임이 활발해지는 데 반해 위장만은 부교감신경 우위에서 움직임이 활발해진다는 것이다.

밥을 먹고 배가 부르면 졸음을 느끼는데 이것은 소화를 촉진하기 위해 자율신경의 부교감신경이 우위가 되기 때문이다.

앞에서 뇌사상태일 때 심폐기능은 정지하지만 위장의 기능은 정지하지 않는다고 했는데, 교감신경과 부교감신경 각각의 지배하에서 활발해지는 장기는 뇌와 장이 각각 지배할 때의 구도와 같다.

즉 심장이나 호흡기처럼 교감신경 우위일 때 기능이 활발해지는 기관은 뇌의 지배하에 있고, 부교감신경 우위일 때 활발해지는 기관은 뇌가 아니라 장의 지배하에 있다는 말이다.

일본 면역학의 권위자인 니가타대학 의학부의 아보 도오루 교수는 "교감신경 우위일 때는 백혈구 속의 과립구가 활발해지고 부교감신경 우위일 때는 같은 백혈구라도 림프구가 활발해진다"는 사실을 발견했는데, 림프구의 60~70퍼센트가 장 속에 있다는 사실도 림프구가 부교감신경 우위에서 활발해지는 것에 비추면 납득할 수 있다.

우리 몸은 교감신경 우위와 부교감신경 우위의 상태가 서로 반복하면서 균형을 이룬다. 어느 한쪽의 우위가 너무 길게 지속되면 건강이 나빠진다.

그렇다면 교감신경과 부교감신경의 균형을 유지하기 위해서는 어떻게 해야 할까?

한마디로 말하면 '자연의 섭리에 따른 규칙적인 생활'을 해야 한다.

해가 뜨면 일어나 활동하고 식사를 한 뒤에는 잠시 휴식을 취하고 해가 지면 잠을 잔다. 인간은 태고 이후 몇만 년 동안이나 이렇게 자연의 리듬에 맞추어 생활해왔다. 장기의 여러 가지 기능이나 면역시스템도 그 긴 역사 속에서 배양되어온 것이다.

하지만 현대인 중 대다수가 자연의 리듬을 무시한 생활을 하고 있다. 불규칙한 식사, 불규칙한 수면, 지나친 운동이나 운동 부족, 과도한 스트레스. 모두 자연의 리듬을 깨뜨리는 것들이다. 이들은 자율신경의 균형을 무너뜨리는 가장 큰 요인이기도 하다.

**우리 인간은 자연의 일부라는 사실을 다시 한 번 상기하자.** 자연의 섭리를 거스르는 생활을 하는 한 건강은 없다.

따라서 내가 제창하는 엔자임 요법인 '일곱 가지 건강법'도 '자연의 리듬에 맞춘 규칙적인 생활'을 기본으로 하고 있다는 것을 기억하길 바란다.

# 유전자, 엔자임, 미생물의 삼각관계

지금까지는 '위장'을 한데 묶어 표현해왔지만, 위장의 기능은 위, 소장, 대장 등 그 부위에 따라 상당히 다르다.

위의 주요 기능은 '소화'다. 위는 강한 산성의 위액을 분비해 들어온 음식물을 녹이고, 단백질 분해효소인 펩신을 분비해 소화 흡수되기 쉬운 형태로 분해한다. 위에서는 소화 작용만 이루어지며 아직 흡수는 일어나지 않는다.

그런데 단백질 분해효소로 가득 차 있는 위가 강한 산성의 위액에도 녹지 않는 것은 두꺼운 위 점막으로 내부가 코팅되어 있기 때문이다. 따라서 위축성 위염 등으로 위 점막이 얇아지면, 보호막이 사라진 위벽은 소화 작용이나 다른 화학물질에 의해 손상되어 위궤양이나 위 폴립, 위암으로 진행해간다.

음식물의 흡수가 이루어지는 곳은 위와 연결된 소장이다. 여러 가지 물질에 대한 소화액이 장관에서 분비되고 음식물을 장벽에서 흡수할 수 있는 크기로 분해하여 흡수한다.

여기서 재미있는 점은 위는 강산성이지만 장 내부는 약알칼리성이라는 것이다.

강산성에서 약알칼리성으로의 전환은 소장의 상부와 십이지장에서 췌액(膵液)이 분비됨으로써 이루어진다. 위에서 십이지장으로 음식물이 흘러들어가는 순간 강산을 중화하기 위해 강알칼리의 췌액이 분비되는 것이다. 이후 장은 약알칼리성이 된다. 여기서 췌액이 부족해 제대로 중화되지 못하면 장의 점막에 산이 침투하여 궤양이 생긴다.

장이 약알칼리성인 것은 장에서 작용하는 소화효소가 일정한 알칼리 농도에서 활성화되기 때문이다. 우리 몸이 산성으로 치우치면 이 소장의 소화효소가 제대로 기능을 하지 못해 여러 가지 문제가 생긴다.

소장의 주요 기능은 '소화'와 '흡수'다. 소화는 소화효소에 의해 이루어진다고 이미 언급했다. 그렇다면 흡수는 어떤 과정으로 일어날까.

흡수는 소장의 장벽을 뒤덮는 작은 돌기인 융모(융털) 부분에서 이루어진다. 융모는 약 1밀리미터 길이의 돌기다. 이 작은 돌기가

마치 융단의 털처럼 빽빽하게 장벽을 덮고 있다. 또한 이 융모의 표면에는 '미융모'라고 불리는 더 작은 돌기가 있는데, 흡수는 이 미융모를 통해 이루어진다.

융모와 미융모로 인해 소장 내부의 표면적은 약 600배까지 확대된다. 장을 전부 펼치면 테니스 코트 정도의 넓이가 된다고 하는데, 이것은 융모와 미융모까지 전부 펼쳤을 때의 넓이를 말한다.

미융모에는 모세혈관과 림프관이 분포하고 있는데 포도당이나 아미노산은 모세혈관에서, 지방산 글리세롤은 림프관에서 흡수되어 온몸으로 전달된다.

장내세균은 이러한 장내의 융모와 융모 사이에 서식하면서 소화에 필요한 효소를 만들어내거나 때로는 몸에 나쁜 것들을 빨리 배출시키기 위해 부패를 진행시키기도 한다.

위에서 장으로 음식물이 들어갔다는 것을 어떻게 췌장에게 알리는 것일까. 췌장은 중화할 수 있는 췌액의 양을 어떻게 아는 것일까. 또 혼연일체가 돼서 들어오는 여러 가지 물질을 분해하는 데 필요한 엔자임(소화효소)을 어떻게 판별해서 분비하는 것일까. 이렇게 장의 복잡한 작업이 어떤 메커니즘으로 이루어지는지는 아직 명확하게 밝혀지지 않았지만, 이러한 작업을 가능하게 하는 것은 '세포와 미생물의 커뮤니케이션'이라고 생각한다.

장 속의 상태는 장벽의 세포보다 장 속에 살고 있는 장내세균들이 더 잘 안다. 장의 내용물과 직접 접촉하고 소화를 위한 엔자임을 분비하는 것도 장내세균이다. 물론 장벽의 세포에서도 엔자임이 분비되지만, 장벽이 어떤 엔자임을 어느 정도 분비해야 하는지는 장내세균의 상태에 따라 크게 달라진다. 또한 보디 엔자임(체내 효소)의 보유량이나 몸 상태에 따라서도 체세포에서 분비할 수 있는 엔자임의 양이 달라진다.

이러한 이유로 장내세균과 체세포의 커뮤니케이션(정보 교환)이 필요하며, 실제로 여러 가지 작업이 적확하게 이루어지고 있다는 것이야말로 그곳에서 커뮤니케이션이 이루어지고 있다는 증거가 아닐까.

즉 장내세균과 체세포는 자신들의 정보를 서로 주고받는 커뮤니케이션을 반복하면서 그 상황에 적절한 엔자임을 결정하고, 그 정보를 세포의 유전자에 보내어 엔자임을 만들고 있는 것이다.

이러한 커뮤니케이션은 단순히 소화 흡수에 대해서만 이루어지는 것이 아니다. 장이 최대의 면역기관이라는 점을 생각하면 면역 시스템을 컨트롤하는 것 역시 이러한 장내세균과 체세포의 커뮤니케이션이라고 생각할 수 있다.

물론 장내의 커뮤니케이션만으로 몸에 관한 모든 정보가 수집되는 것은 아니다.

여기서 다시 우리 몸의 여러 부분에 미생물이 살고 있다는 사실을 상기해보자. 피부나 질, 위장 등 외부와의 접촉이 이루어지는 부분에는 모두 미생물이 살고 있다. 실은 이 미생물들이 최전방에서 정보 수집을 담당하고 있는 것은 아닐까. 그리고 이 미생물들은 자신들이 모은 정보를 가까운 세포로 보내고, 세포에서는 혈액 등을 통해 면역시스템의 중추인 '장'으로 정보를 전달하며, 장에서는 다시 온몸으로 지령을 전달하는 과정을 반복함으로써 우리 몸은 건강이 유지하고 있다고 생각한다.

장은 영양만이 아니라 면역에 관한 정보의 흡수와 재분배도 담당하고 있다. 즉 유전자, 엔자임, 미생물 사이에서 이루어지는 '트라이앵글 커뮤니케이션'이야말로 우리 건강을 책임지는 가장 핵심 부분이다.

# '다섯 가지 흐름'과 '일곱 가지 건강법'

유전자, 엔자임, 미생물의 커뮤니케이션이 원활하게 이루어지는 체내 환경으로 만드는 것, 이것이 바로 엔자임 요법의 목적이다.

하지만 위장은 부교감신경이라는 자율신경의 지배하에 있으므로 우리가 의식적으로 그 움직임에 관여하는 것은 불가능하다.

트라이앵글 커뮤니케이션이 원활하게 이루어지기 위해서는 정보를 운반하는 '체내 물의 흐름'이 좋아야 한다. 이것이 절대 조건이다. 이 물의 흐름이란 '혈액·림프', '위장', '오줌', '호흡', 네 가지다. "호흡이 물의 흐름이라고?" 하고 의아해할지도 모르겠지만, 호흡을 통해 몸속에 들어온 산소는 혈액에 의해 온몸의 세포로 운반되므로 여기서는 물의 흐름으로 본다.

이들 흐름이 좋아지면 그냥 내버려둬도 트라이앵글 커뮤니케이션이 원활하게 이루어진다.

그렇다면 어떻게 해야 체내 물의 흐름을 좋게 할 수 있을까?

우선 혈액·림프의 흐름을 좋게 하기 위해서는 식사와 물을 마시는 방법이 중요하다. 흔히 혈액을 맑게 하는 식품이니 혈액을 탁하게 하는 식품이니 하고 말하는데, 실제로 무엇을 어느 정도 섭취하느냐에 따라 혈액의 흐름이 크게 바뀐다. 혈액을 상수도라고 보면 림프는 하수도라고 할 수 있으므로, 혈액의 흐름이 좋아지면 자연히 림프의 흐름도 어느 정도 좋아진다.

하지만 혈액의 흐름과 림프의 흐름의 가장 큰 차이는 혈액이 심장이라는 펌프로 온몸에 퍼지는 데 반해, 림프에는 심장과 같은 펌프 역할을 하는 것이 없다는 점이다.

림프의 흐름을 좌우하는 것은 근육의 신축이다. 장시간 같은 자세로 있으면 손발이 붓는데 이것은 근육의 신축이 약해 림프가 제대로 흐르지 않기 때문이다. 따라서 림프의 흐름을 좋게 하기 위해서는 적당한 운동을 하는 것이 무척 중요하다.

식사와 함께 혈액·림프의 흐름을 크게 좌우하는 것은 물의 질, 그리고 섭취량과 섭취 방법이다.

물은 목이 마를 때 마시면 충분하다고 생각하기 쉽지만 그렇지 않다. **목이 마르다는 것은 체내의 수분량이 부족하다는 것을 호소하는 긴급경보이므로 목이 마른 후에 물을 마시면 실은 늦었다고 할 수 있다.** 특히 고령자는 체내의 수분량이 적어지기 쉬우므로, 정해진 시간에 정해진 양의 물을 마시는 등 의식적으로 수분을 섭취해야 한다.

위장의 흐름을 좋게 하기 위해서도 식사와 물은 매우 중요하며 배설도 염두에 두어야 한다. 장은 소화와 흡수를 담당하는 기관이면서 동시에 체내의 독소를 끌어모아 대변으로 배출하는 역할도 맡고 있기 때문이다.

대변과 함께 불필요한 것을 배설하는 또 한 가지 흐름이 '오줌'이다. 수분 섭취와 올바른 식사는 오줌의 흐름을 좋게 한다. **건강한 사람의 오줌량은 하루에 약 1.5리터다.** 오줌 외에도 땀이나 대변으로 수분이 배설된다는 것을 감안하면 매일 1.5~2리터의 물을 마시는 것이 좋다.

또한 생활이 불규칙한 현대인에게 위장의 원활한 흐름을 위해 꼭 필요한 것이 올바른 호흡과 적절한 휴식·수면이다.

호흡은 자율신경의 지배하에 있는 장기에 대해 의식적으로 움직임을 조절할 수 있는 유일한 방법이다. 잠자는 동안에도 호흡이 멈추지 않는 것은 호흡기가 자율신경의 지배를 받고 있기 때문이지만, 멈추거나 심호흡을 하는 등 의식적인 조절도 가능하다.

앞에서 기도는 교감신경 우위에서는 확장하고 부교감신경 우위에서는 수축한다고 했는데 이것은 반대로도 가능하다. 즉 복식호흡을 해서 기도의 수축을 꾀하면 교감신경 우위의 자율신경을 부교감신경 우위로 바꿀 수가 있다. 긴장하거나 신경이 곤두서 흥분될 때 복식호흡을 하면 마음이 가라앉는데, 이는 교감신경 우위에서 부교감신경 우위로 바뀌기 때문이다.

따라서 올바른 호흡은 교감신경 우위 상태가 되기 쉬운 현대인에게 아주 효과적이다. 위장의 활동을 돕고 면역력을 높여주기도 한다.

또한 웃음과 행복감은 이 네 가지 '물의 흐름'이 효과적으로 작용하도록 돕는다. 정신이 육체에 영향을 미친다는 것은 이미 널리 알려져 있다. 최근에는 암환자에게 '웃음' 치료법을 실시하는 병원도 생겼을 정도다.

웃음이나 행복감이 면역력을 높이고 병 치료에 효과적이라는 사실은 알려졌지만 그 메커니즘은 아직 밝혀지지 않았다. 정신적인 것이 몸에 어떤 영향을 줄 때 그 매개체로 작용하는 게 '기(氣)의 흐름'이 아닐까 생각한다. 트라이앵글 커뮤니케이션을 좋게 하는 다섯 가지 흐름이란 앞에서 언급한 네 가지 '물의 흐름'에 이 '기의 흐름'을 포함시킨 것이다.

'기'의 존재는 과학적으로 증명되지 않았지만 인류는 아주 오랜 옛날부터 기의 존재를 믿어왔다.

설명이 길어지므로 여기서 조금 정리하고 넘어가도록 하자.

우선 우리의 건강을 책임지고 있는 사령탑은 유전자와 엔자임, 그리고 미생물 사이에 이루어지고 있는 '트라이앵글 커뮤니케이션'이다.

그리고 이 트라이앵글 커뮤니케이션이 원활하게 이루어지기 위해서는 혈액·림프, 위장, 오줌, 호흡, 기라는 다섯 가지 흐름이 무리 없이 작용해야만 한다.

그동안 수집한 임상 데이터에 따르면 트라이앵글 커뮤니케이션과 다섯 가지 흐름은 서로 영향을 주고받는 관계다. 다시 말하면 트라이앵글 커뮤니케이션이 원활하면 다섯 가지 흐름도 좋고, 다섯 가지 흐름이 좋으면 트라이앵글 커뮤니케이션도 원활하게 이루어진다.

우리는 의식적으로 트라이앵글 커뮤니케이션에 관여할 수는 없지만 '다섯 가지 흐름'을 좋게 할 수는 있다.

그러면 다섯 가지 흐름은 무엇으로부터 영향을 받고, 어떻게 하면 좋아지는 것일까?

이에 대해 임상 데이터를 기본으로 정리한 것이 바로 '일곱 가지 건강법'이다.

[일곱 가지 건강법]

❶ 올바른 식사―위장의 흐름을 좋게 한다.

❷ 좋은 물―우리 몸의 체액의 흐름을 좋게 한다. 특히 혈액·림프, 오줌의 흐름을 좋게 한다.

❸ 올바른 배설―위장, 오줌의 흐름을 좋게 함으로써 혈액·림프의 흐름도 좋게 한다.

❹ 올바른 호흡―호흡의 흐름을 좋게 함으로써 산소를 운반하는 혈액의 흐름도 좋게 한다. 자율신경의 균형을 바로잡는다.

❺ 적당한 운동―혈액·림프의 흐름과 호흡의 흐름을 좋게 한다.

❻ 충분한 휴식·수면―기의 흐름, 위장의 흐름을 좋게 한다.

❼ 웃음과 행복감―기의 흐름을 좋게 하며 다섯 가지 흐름 전체에 좋은 영향을 미친다.

이 '일곱 가지 건강법'을 실천하면 '다섯 가지 흐름'이 좋아지면서 트라이앵글 커뮤니케이션이 원활하게 되고 그 결과 건강을 유지할 수 있다.

이것이 내가 권장하는 '신야 식사건강법'이며 '엔자임 요법'의 이론이다.

우리 몸은 전부 연결되어 있다. 위장에 나쁜 것은 몸 전체에 나쁜 것과 마찬가지로 몸의 어느 한 부분에 좋은 것은 몸 전체에 좋은 영향을 미친다.

올바른 식사는 위상과 장상을 좋게 할 뿐만 아니라 엔자임을 증

가시킨다.

또한 좋은 물은 몸 전체의 세포를 건강하고 젊게 하며 트라이앵글 커뮤니케이션을 원활하게 한다.

적당한 운동은 우리 몸에 흐르는 물의 흐름을 좋게 하고 올바른 배설은 몸에 나쁜 것들을 신속하게 체외로 배출하여 엔자임의 소모를 막아준다.

올바른 호흡은 에너지 대사에 필요한 산소를 받아들이고 체내 리듬과 자율신경의 균형을 바로잡는다. 충분한 수면과 휴식은 엔자임의 소모를 막고 동시에 생성을 촉진한다. 웃음과 행복감은 스트레스를 줄이고 체내 기의 흐름을 좋게 해서 엔자임을 활성화시킨다.

이와 같이 좋은 순환은 더 큰 순환 속에서 서로 영향을 주고받는다. 좋은 식사만 하는 것보다는 좋은 식사와 물, 그리고 식사와 물만 신경 쓰는 것보다는 운동도 같이 병행하면 더욱 효과적이다. 그리고 이들을 모두 실천했을 때 우리 몸은 그 능력을 최대한으로 발휘할 수 있게 된다.

**"인간의 몸은 천수를 다하도록 만들어져 있다."**

일곱 가지 건강법을 실천하면 이 말을 실감할 수 있을 것이다.

**3**

병에 걸리지 않는 식생활

# 인도인이 갠지스 강물을
# 마실 수 있는 이유는?

인도의 갠지스 강은 힌두교도에게 '성스러운 강'이다. 하지만 아무리 좋게 봐도 갠지스 강물이 깨끗하다고는 말할 수 없다. 각종 잡균이 득실대는 것은 물론 하수도 시설이 되어 있지 않은 곳에서는 분뇨와 공장 폐수까지 흘러들어 오염이 심각한 상태다.

그럼에도 '성스러운 강'인 까닭에 인도인들은 이곳에 가족의 유골을 흘러보내거나 강에 들어가 목욕을 한다. 뿐만 아니라 갠지스 강 근처에 사는 사람들은 그 물을 퍼다 차나 요리에 사용하기도 한다.

가끔 인도인의 모습을 흉내 내어 갠지스 강에 들어가는 외국인이 있는데, 그들은 십중팔구 배탈로 고생한다. 지나치게 많은 잡균 때문이다. 하지만 인도인은 갠지스 강에 들어가도, 그 물을 마셔도 배탈이 나지 않는다. 어째서 인도인들은 잡균이 득실대는 물을 마시고도 멀쩡한 것일까?

첫 번째는 익숙해졌기 때문이다.

옛날부터 여행지에서는 생수를 먹지 말라고 말한다. 평상시에 마시는 생수의 잡균에 대해서는 면역이 되어 있어 괜찮지만 처음 접하는 잡균에 대해서는 면역이 없어 배탈이 나기 쉽기 때문이다. 즉 인도인은 갠지스 강의 잡균에 면역이 생겼다고 할 수 있다.

하지만 아무리 익숙해진 균이라도 너무 많으면 문제다. 어쨌든 갠지스 강에는 하수까지 흘러들어가고 있으니 여간 심각한 게 아니다.

그럼에도 불구하고 인도인들이 아무 탈이 없는 것은 어째서일까? 그 비밀은 인도의 전통식 카레에 있다.

카레에는 약효성분을 가진 향신료와 채소가 많이 들어간다. 예를 들어 카레의 노란색 성분인 심황(터메릭)에는 식중독의 원인균인 포도구균에 대한 항균작용이 있고, 마늘에는 발한, 이뇨, 정장, 살균, 구충 등의 효과가 있다. 그 밖에도 후추, 코리앤더(고수풀), 육두구, 칼더먼 등 건위작용이 있는 향신료나 칠리, 머스터드, 생강 등 혈행을 좋게 함으로써 면역력을 높이는 성분도 많이 함유되어 있다.

즉 **인도인들은 카레라는 '자연의 항생물질'을 평소 섭취한 덕분에 가혹**

**한 자연환경 속에서도 건강을 유지할 수 있는 것이다.**

오키나와 사람들이 돼지고기를 많이 먹는데도 장수하는 비결은 여분의 지방을 뺀 전통적인 조리법과 석탄 성분이 많이 함유된 땅에서 솟는 물, 그리고 엔자임이 풍부한 채소와 과일을 섭취하기 때문이다.

이러한 전통식에는 조상대대로 물려받은 땅에서 건강하게 살기 위한 지혜가 담겨 있다.

# 엔자임의 관점에서
# 무엇을 먹을 것인가를 결정한다

전통식에는 오랜 경험에서 얻은 훌륭한 지혜가 담겨 있다. 하지만 그것은 먹을거리도 정보도 그다지 많지 않았던 시대에 한정된 범위 내에서 건강하게 살아가기 위한 것이다. 지금은 먹을거리와 정보가 범람하고 있어 이 시대에 맞는 지혜가 필요하다.

**지금은 '넘쳐나는 먹을거리와 정보 중에서 우리 몸에 좋은 것을 어떻게 선택할 것인가'라는 지혜가** 필요한 시대다. 전통식도 옛날 방법을 무조건 고수하는 것이 아니라 좋은 부분을 현대의 식생활에 도입해 나가는 것이 과거의 지혜를 살리는 길일 것이다.

우리 주변에 있는 식품은 보석과 돌이 마구 섞여 있는 상태라고 볼 수 있다. 예를 들어 채소 하나만 봐도 시간과 수고를 들여 자연 속에서 안전하게 자란 것이 있는가 하면, 농약과 화학비료를 먹고 자란 것도 있다. 식품과 건강에 관한 정보도 연구에 의해 명확하게 밝혀진 것이 있고, 장삿속에 눈이 먼 사람들이 퍼뜨린 거짓 정보가 있다.

우리는 이렇게 많은 식품과 정보 중에서 무엇을, 어떤 기준으로 선택하고 있을까?

텔레비전이나 잡지에서 어디의 누구는 무엇을 먹어서 장수했다고 하면, 다음 날 그 상품이 날개 돋친 듯이 팔린다고 한다. 하지만 매스컴의 정보에 현혹되는 것은 스스로 판단 기준이 없기 때문이다. 명확한 기준이 없으면 아무래도 남의 말에 귀가 솔깃해지게 마련이다.

내 기준은 단 한 가지, 바로 엔자임이다.

- 엔자임의 보급에 도움이 되는가 → 엔자임의 보급
- 엔자임의 활동을 돕는가 → 엔자임의 활성화
- 엔자임을 소모하지 않는가 → 엔자임의 소모 방지

간단하지만 이 세 가지 포인트를 기준으로 삼으면 잘못된 건강 정보에 휩쓸리지 않을 것이다.

이 세 가지 포인트에 초점을 두어 생활 속에서 실천할 수 있는 건강법을 정리한 것이 내가 제창하는 '일곱 가지 건강법' ❶ 올바른 식사, ❷ 좋은 물, ❸ 올바른 배설, ❹ 올바른 호흡, ❺ 적당한 운동, ❻ 충분한 휴식과 수면, ❼ 웃음과 행복감)이다.

# 채소든 고기든 먹는 것은 모두 '생명'

일곱 가지 건강법 중에서도 우리 몸에 가장 큰 영향을 미치는 것은 역시 '식사'다. 물론 엔자임 요법에서도 '올바른 식사'를 염두에 두는 것이 건강을 유지하는 기본이다.

'올바른 식사'란 좋은 식품을 우리 몸에 적합한 형태로 조리한 식사라고 할 수 있다.

우선 좋은 식품에 대해서 이야기해보자. 좋은 식품의 조건은 두 가지다. 하나는 '자연 그대로일 것', 또 하나는 '신선할 것'이다.

여기서 내가 강조하고 싶은 점은 생명을 자라게 할 수 있는 것은 생명뿐이라는 것이다.

동물식이든 식물식이든 모두 '생명'이다.

**생물은 다른 생명을 먹음으로써 자신의 생명을 유지한다.**

다른 말로 하면 **'생명이 있는 식품'**이 아니면 생명을 유지할 수 없다는 것이다.

'자연 그대로'의 식품이 좋다고 말하는 이유는 자연만이 생명을 만들어낼 수 있기 때문이다. 그리고 '신선'한 식품을 먹으라는 말은 생명이 살아 있는 것을 먹으라는 의미다.

우리 인간은 막대한 생명의 집합체다. 우리가 섭취하는 다른 생명체도 마찬가지다. **채소도 육류도 모두 '생명의 집합체'다.**

하나의 생명체를 이루는 무수히 많은 작은 생명체는 집합체로서의 생명활동이 정지돼도 금방 생명을 잃는 것은 아니다. 장기 이식이 가능한 것은 집합체에서 떨어져 나와도 그 장기를 구성하고 있는 생명은 계속 살아 있기 때문이다.

하지만 집합체에서 떨어진 생명, 생명을 자라게 하는 환경에서 떨어진 생명은 오래 살 수 없다.

대부분의 사람들은 '부패한 것=먹어선 안 된다'라고 생각하기 때문에 먹을 수 있는지 없는지도 부패 여부로 판단한다. **하지만 부패 여부와 생명이 깃들어 있는지의 여부는 반드시 '='관계라고 할 수 없다.**

생명은 집합체로서의 생명활동이 정지된 시점에서 산화하기 시작한다. 이 산화의 종착지가 '부패'다. 따라서 부패하지 않았다고 해서 반드시 생명이 깃들어 있는 것은 아니다.

식품은 시간이 지날수록 맛이 없어진다. **실은 '맛있다는 것' 이야말**

로 생명이 깃들어 있다는 증거다.

그렇다면 이 '맛있다는 것'의 정체, 생명의 정체는 무엇일까?

나는 엔자임이라고 생각한다. 엔자임 자체는 살아 있는 생명체가 아니지만, 엔자임은 생명활동에 반드시 필요한 물질이다. 즉 엔자임이 없는 곳에 생명은 존재하지 않는다. 우리는 신선한 것을 먹으면 '맛있다'고 느끼는데 이것은 그 식품 속에 엔자임이 들어 있기 때문이다.

예를 들어 스테이크는 완전히 익힌 것보다 약간 익힌 정도가 맛있다. 엔자임이 덜 파괴됐기 때문이다. 통조림보다 생과일이 맛있는 것도 엔자임이 더 많이 들어 있기 때문이다.

그리고 보면 **우리가 보통 말하는 식품에는 엔자임을 함유하는 '살아 있는 식품'과 엔자임이 없는 '죽은 식품'이 있다는 것을 알 수 있다.**

신선한 식품일수록 엔자임이 많고 산화가 진행될수록 엔자임이 줄어든다.

하지만 현대의 영양학에서는 엔자임의 유무를 전혀 다루지 않는다. 엔자임을 함유하고 있는 신선한 식품이나 엔자임이 줄어든 부패 중인 식품이나 칼로리는 똑같기 때문이다. **영양가와 칼로리 중심의 현대 영양학에 내가 의문을 느끼는 가장 큰 이유는 이처럼 '식품을 생명으로 생각하지 않는 인간의 오만함'에 있다.**

나의 미러클 엔자임설은 현재로서는 가설에 지나지 않는다. 《병 안 걸리고 사는 법》을 읽은 독자들의 반응 중에는 "과학적인 근거가 없는 것이 아니냐"라는 의견도 있었다.

하지만 현대의 영양학과 나의 엔자임설 중에서 어느 쪽이 옳은지는 자신의 몸이 내보내는 소리에 귀를 기울이면 알 수 있을 것이다.

우리는 농약투성이 채소보다 유기재배를 한 채소를 먹을 때 더 맛있다고 느낀다. 그리고 부패하기 시작하는 식품보다 신선한 식품이 맛있다고 느낀다.

이것이 뜻하는 바가 무엇인지, 그리고 "생명은 생명만이 자라게 할 수 있다"는 말을 한 번 더 생각해보고, 먹는 것을 '생명'으로 받아들여 감사하는 마음을 가져야 할 것이다.

# 공장에서 만들어지는 식품에는
# 생명이 깃들어 있지 않다

우리가 먹는 음식은 어디에서 만들어지느냐에 따라 세 가지로 나눌 수 있다. '땅에서 만들어지는 것', '동물에서 만들어지는 것', '공장에서 만들어지는 것'이다.

땅에서 만들어지는 것은 채소, 곡물, 과일, 해조류, 버섯류 등 땅에서 자라는 것을 말한다. 버섯 같은 균류도 있지만 대부분은 식물과 식물의 씨앗이므로 식물식이라고 해도 될 것이다.

동물에서 만들어지는 것은 소·돼지·닭 등의 육류, 생선이나 조개·오징어나 새우 등의 어패류, 즉 '동물식'이다. 여기에는 달걀이나 유제품과 같이 동물이 생산하는 것도 포함된다.

공장에서 만들어지는 것은 인간이 화학적으로 만들어낸 식품, 즉 화학조미료나 여러 가지 식품 첨가물, 정제염이나 정제된 설탕,

인공감미료 등을 말한다. 그리고 이것들이 들어간 가공식품도 포함된다.

땅에서 만들어지는 것은 식용 가능한 것이라면 기본적으로 모두 먹을 수 있고, 양적인 제한도 없다.

하지만 동물에서 만들어지는 것은 지나치게 먹으면 혈액이 탁해지고 위상과 장상을 나쁘게 하므로 일정량 이하로 제한할 필요가 있다.

식사량의 85퍼센트 이상을 땅에서 만들어지는 식물식으로 섭취한다면 나머지 15퍼센트는 동물식을 먹어도 좋을 것이다. 땅에서 만들어지는 것이 85퍼센트, 동물에서 만들어지는 것이 15퍼센트이므로 이것으로 벌써 100퍼센트다. 굳이 공장에서 만들어지는 것을 먹을 필요가 없다. 공장에서 만들어진 것에는 '생명'이 깃들어 있지 않기 때문이다. **공장에서 만들어지는 식품은 먹을 수는 있어도 생명을 자라게 하지는 못한다는 점에서 죽은 식품이라고 말할 수 있다.**

따라서 가장 바람직한 것은 공장에서 만들어지는 식품을 0퍼센트, 즉 하나도 먹지 않는 것이다. 하지만 현대인에게 그것은 결코 쉽지 않은 일이다. 사실상 불가능하다고 할 수 있다. 물론 나도 0퍼센트는 아니다.

하지만 그렇기 때문에 더더욱 식물식은 좋은 것(안전한 것)을 선택해 미러클 엔자임의 체내 보유량을 늘리고, 동물식의 과다 섭취를 피함으로써 미러클 엔자임을 아껴야 한다.

# 곡물에는 올바른 먹는 방법이 있다

건강한 식사를 하고 싶다면 잊지 말아야 할 게 있다. 우리 인간의 주식은 곡물이라는 것이다.

내가 미국으로 건너간 1960년대 당시 우리의 식사는 곡물 중심이었다. 일즙일채(一汁一菜, 국 한 그릇과 나물 한 가지)라고 하면 아주 변변치 못한 밥상이라고 생각하겠지만, 당시 반찬은 주식인 '밥'을 먹기 위한 것이었으므로 한두 가지면 충분했다.

하지만 고도 성장기와 함께 값이 비싸 사먹지 못했던 고기를 쉽게 구할 수 있게 되면서 곡물 중심의 밥상은 육류 위주로 바뀌었다. 비만이 늘기 시작한 것도 이때부터다.

비만의 원인으로 공격받은 것은 주식인 '밥'이었다. 밥은 '살찌게 하는 식품'이라는 꼬리표가 붙으면서 많은 사람들이 외면하게 되었다.

하지만 밥 때문에 살이 찐다는 생각은 잘못된 것이다. 만약 곡물 중심의 식사로 살이 쪘다면 그것은 섭취 방법이 잘못됐기 때문이다. 쌀도 보리도 인간에게 적합한 식사 방법으로 섭취한다면 결코 비만을 초래하지 않는다.

곡물의 올바른 섭취 방법은 '정백하지 않은 곡물'을 먹는 것이다. 쌀이라면 현미, 밀가루라면 전립분(통밀가루), 메밀도 껍질을 벗겨 알맹이만을 사용한 흰 메밀이 아니라 통째로 사용한 통메밀을 선택하도록 하자.

정백을 한 것이 좋지 않은 이유는 곡물에 풍부하게 함유되어 있는 '생명'이 사라지기 때문이다.

곡물은 식물의 씨 부분에 해당한다. 따라서 쌀이든 보리든 땅에 뿌리면 싹을 틔우고 성장한다. 씨는 다음 세대로 생명을 연결하는 타입캡슐과 같은 것이다.

하지만 이 '생명의 타임캡슐'인 씨도 껍질을 벗기면 싹을 틔울 수 없게 된다. 껍질을 벗김으로써 '생명'이 손상되기 때문이다. 현미는 땅에 심거나 물을 주면 싹이 난다. 하지만 정백한 백미는 결코 싹을 틔우지 못한다. 내가 '정백하지 않은 곡물'을 먹는 의미는 여기에 있다.

다시 한 번 반복하지만 생명을 자라게 할 수 있는 것은 생명뿐이다.

채소나 과일에도 엔자임이 풍부하지만, 1년간 늘 신선한 것을 필요량 확보하는 것은 간단한 일이 아니다. 이에 반해 곡물은 1년에 한 번만 수확하지만 생명을 간직한 채로 장기간 보존할 수 있다.

**문명이 생긴 이래 인간이 곡식을 재배해서 주식으로 삼아온 데는 분명한 의미가 있다. 모든 식품 중에서 곡물이 가장 효율이 높고 안정적으로 '생명'을 섭취할 수 있기 때문이다.**

현대의 영양학에서는 쌀이나 보리, 밀 등에는 리신 등의 필수아미노산이 부족하므로 육류나 유제품을 섭취해서 보충해야 한다고 한다. 하지만 필수아미노산의 섭취가 목적이라면 반드시 동물성 단백질을 섭취해야 할 필요는 없다.

아시아에서라면 쌀, 서양에서라면 밀을 중심으로 여러 가지 부곡물을 섞어 섭취한다면 주식만으로도 필수아미노산을 모두 섭취할 수 있다.

'식(食)'의 기본은 '생명'을 먹는 것이다. 그렇기 때문에 더더욱 쌀, 보리, 밀, 부곡물(납작보리, 조, 수수, 피, 메밀, 율무 등의 잡곡류) 등 곡물 위주의 식사를 할 필요가 있다.

# '미정백', '전립분' 곡물을 선택한다

곡물의 주성분은 에너지원이 되는 탄수화물이다. 하지만 곡물에 함유되어 있는 것은 탄수화물만이 아니다. 곡물에는 식이섬유나 비타민, 미네랄, 칼슘, 단백질, 지방산 등 우리 몸이 필요로 하는 영양소가 거의 대부분 들어 있다. 물론 생명의 근원이라고 할 만한 엔자임도 풍부히 함유되어 있다.

하지만 이것은 곡물이 자연 상태 그대로일 경우다. 싹을 틔우지 못하는 정백 곡물에 생명을 자라게 하는 힘은 없다.

미정백 곡물인 현미와 정백 곡물인 백미의 차이점을 알아보자.

현미는 왕겨라는 껍질 부분만 벗긴 쌀이다. 이에 비해 백미는 왕겨뿐만 아니라 겨와 배아(씨눈)까지 제거한 것이다. 즉 백미는 씨앗 중에서도 발아와 성장에 필요한 영양분의 저장고인 '배젖' 부분만 남긴 쌀이다.

성장에 필요한 영양분이 그대로 남아 있다면 충분하지 않느냐고 생각할지도 모르겠지만 결코 그렇지 않다.

왜냐하면 이 배젖은 우리 몸에 비유하자면 '지방'과 같은 것이기 때문이다. 잠재적인 에너지 수치는 높지만 그것을 에너지로 바꾸기 위해서는 엔자임과 엔자임의 활동을 돕는 비타민과 미네랄 등의 조효소(코엔자임)가 필요하다. 하지만 배젖에는 조효소가 충분히 들어 있지 않다.

현미와 백미를 비교하면 현미 쪽이 칼로리는 적어도 훨씬 많은 영양소를 가지고 있음을 알 수 있다.

**쌀이 원래 가지고 있는 비타민이나 미네랄의 95퍼센트는 가장 바깥쪽의 표피와 배아 부분에 집중적으로 들어 있다.** 이 때문에 정백한 백미를 먹으면 엔자임 활동에 꼭 필요한 조효소(비타민과 미네랄)가 아무래도 부족해지기 쉽다.

또한 백미는 소화 흡수가 빨라 혈당치(혈중 당도)와 중성 지방 수치를 상승시켜 당뇨의 위험이 높아지는 단점도 있다.

**당뇨 환자에게 밥의 양을 줄이도록 권하는 것은 백미를 염두에 둔 것이다.** 같은 양의 밥을 먹어도 현미는 혈당치를 서서히 상승시키므로 당뇨의 위험을 크게 줄일 수 있다.

따라서 이미 당뇨를 앓고 있는 사람은 주식을 백미에서 현미로 바꾸면 혈당치의 상승을 억제할 수 있다.

또한 정백 곡물은 미정백 곡물에 비해서 산화가 빠르다. 피부의 가장 바깥쪽인 각층이 보호막 역할을 하고 있듯이, 곡물도 바깥쪽의 표피 부분이 산화를 막아주고 있기 때문이다(현미도 백미 정도는 아니지만 시간이 지나면 산화하기 시작하므로, 보존할 때는 진공팩을 사용하는 등 되도록 공기에 접촉하지 않도록 주의한다).

현미와 백미에 이러한 차이가 있는 것처럼 밀가루도 마찬가지다. 따라서 **밀가루도 새하얀 정백 밀가루가 아니라 '전립분'을 사용**하는 것이 좋다. 최근에는 파스타나 빵 등의 밀가루 제품도 전립분을 사용한 것이 여러 가지 나오고 있다. 현미가루도 밀가루처럼 요리에 사용할 수 있다. 단 전립분이나 현미가루도 가루인 만큼 산화가 빨리 진행되므로 되도록 새로운 것을 사용하며, **일단 개봉하면 빠른 시간 안에 다 써버리는 것이 좋다.**

최근에는 웰빙 추세에 맞춰서 '전립분 스파게티', '현미 우동', '현미죽', '현미떡', '전립분 빵', '잡곡빵' 등 질 좋은 미정백 곡물을 원료로 한 제품이 판매되고 있다.

'오트밀'도 뛰어난 미정백 곡물이다. 오트밀은 원재료인 귀리에서 왕겨를 제거한 뒤 증기로 가열하고 압착해서 분쇄한 것이다. 식이섬유가 현미의 3배나 들어 있으며 칼슘이나 철분, 단백질, 비타민 등의 영양소도 풍부하게 함유된 곡물이다.

오트밀은 죽이라고 생각하면 된다. 우유 대신 물을 넣고 오트밀 죽을 만들어보자. 된장국에 넣어도 맛있다.

이처럼 다양한 곡물을 이용하면, 미정백 곡물을 주식으로 한 식생활을 실천할 수 있다.

# 현미밥 짓기는 의외로 간단하다

현미가 백미보다 영양소가 풍부하다는 것을 알면서도 '딱딱하고 찰기가 없다'는 이유로 현미밥을 꺼리는 사람이 많다. 하지만 조금만 방법을 바꾸면 맛있는 현미밥을 지을 수 있다. 백미와 비슷한 찰기를 원할 경우 부곡물을 섞는 것이다.

나는 현미에 납작보리, 차조, 찰수수, 아마란사스(안데스산맥이 원산지인 곡물), 찰피, 이렇게 다섯 종류의 부곡물을 섞어서 밥을 짓는데, 보통의 조나 피가 아니라 차조, 찰수수, 찰피와 같이 '찰'이 붙은 부곡물을 섞어 지으면 밥에 찰기가 생긴다.

그 밖에도 메밀, 율무, 키누아(안데스산맥이 원산지인 곡물로 전분과 단백질이 많고 철, 칼슘, 섬유질이 풍부하다) 등의 부곡물을 섞어 자신의 입맛에 맞게 밥을 지을 수 있다.

현미와 부곡물의 비율은 특별히 정해져 있지는 않지만, 나는 각각의 영양소, 에너지, 먹을 때의 식감, 맛 등을 종합적으로 고려하여 현미와 부곡물의 비율을 5 대 1로 하고 있다.

밥을 지을 때마다 몇 종류나 되는 부곡물의 비율을 일일이 따지기가 번거로워 우리 집에서는 투명한 밀폐용기에 부곡물을 한꺼번에 넣어 잘 섞어두었다가 밥을 지을 때 계량컵으로 현미와의 비율을 맞춘다.

옛날에는 현미밥을 지을 때 압력솥을 사용하지 않으면 맛이 없다고들 했지만, 최근에는 전기밥솥에도 현미 기능이 있어 얼마든지 맛있는 현미밥을 즐길 수 있다.

참고로 나는 밥을 짓기 전에 반 티스푼 정도의 천일염을 넣는다. 밥에 살짝 짠맛을 가미하면 먹기가 수월할 뿐만 아니라 현미 성분을 더 잘 이끌어내기 때문이다. 뒤에 가서 자세히 설명하겠지만 소금은 혈압을 상승시키기 때문에 절제한다는 사람이 많은데, 그것은 정제염을 사용하기 때문이다. 자연염인 천일염은 미네랄 성분이 풍부하고 혈압을 상승시키지도 않는다.

현미식은 꾸준히 지속하는 것이 중요하다. **백미식과 현미식의 경우 각각 장상이 다르다**는 것을 염두에 두고, 자신의 라이프스타일에 맞게 지속해나가자.

# 발아현미는 집에서도 만들 수 있다

현미 밥을 맛있게 먹으려면 무엇보다 '잘 씹는 것'이 중요하다.

**현대인은 '부드러운 것=맛있는 것'이라고 착각하고 있는 것 같다.** TV 요리 프로그램을 보면 리포터가 음식을 한입 먹고는 "정말 끝내주는군요. 입 안에서 살살 녹습니다!" 하고 표현하는데, 부드러운 것이 꼭 맛있는 것은 아니다. 식생활에서 씹는 습관이 점점 사라지고 있기 때문에 현미를 먹을 때 처음에는 의식해서 씹어야 하지만, 그래도 꼭꼭 씹어서 현미의 맛을 느껴보자. 씹으면 씹을수록 맛있다고 느낄 것이다.

꼭꼭 씹을 때 얻게 되는 장점은 또 있다. 침의 분비가 활발해지고 우리 몸을 젊게 만드는 파로틴이라는 호르몬이 나온다는 것이다. 침 속에는 소화효소가 들어 있어 소화 흡수를 돕기 때문에 보디 엔자임의 낭비를 막는 데도 도움이 된다.

그래도 현미 밥이 먹기 힘들다는 사람은 아주 조금만 발아시킨 '발아현미'를 먹어보도록 하자.

발아현미는 현미보다 밥 짓는 시간이 조금 더 걸리지만, 식감이 백미에 가까워 먹는 데도 부담이 없다.

또한 발아현미는 건강 효과가 높은 가바(GABA, 감마 아미노 부티르산)라는 아미노산을 많이 함유하고 있어 주목을 받고 있는 건강식품이기도 하다.

가바는 동식물계에 널리 분포하는 아미노산의 일종으로, 인간을 포함한 포유동물의 뇌와 척수에 있는 신경전달물질이다. 가쓰오부시(가다랑어포를 얇게 뜬 것) 등에 많이 함유되어 있는 '글루탐산'이 신경을 흥분시키는 데 반해, 가바는 신경의 흥분을 억제하고 안정시키는 작용을 한다.

이 '흥분 작용의 글루탐산'과 '억제 작용의 가바'의 균형이 제대로 이루어지고 있는 상태가 이상적이겠지만, 대부분의 현대인은 스트레스 등으로 균형이 흥분 쪽으로 치우치기 쉽다. 이러한 불균형은 자칫하면 정신적인 면에서는 불안과 초조를, 육체적인 면에서는 고혈압이나 과도한 건망증, 치매와 같은 기억장애를 일으키는 요인이 된다.

가바를 함유한 식품은 이러한 증상의 예방과 완화에 효과적이라는 이유로 최근에 특히 주목을 받고 있다.

발아현미에 함유되어 있는 가바의 양은 현미의 3~5배나 되는데, 이것은 현미가 발아할 때 가바가 생성되기 때문이다.

**최근에는 발아시킨 현미를 더 이상 발아하지 않도록 처리한 발아현미도 시판되고 있는데, 이것은 별로 권하고 싶지 않다.**

어떤 쌀로, 또 어떤 물을 이용해 발아시켰는지 알 수가 없기 때문이다.

앞에서도 언급했지만 현재 시판되고 있는 식품은 보석과 돌이 섞여 있는 상태다. 안전한 식품을 원한다면, 생산방법이 정확히 명기되어 있고 되도록 자연 상태의 것을 구해 직접 조리하는 것이 가장 좋다.

현미는 물과 온도라는 조건만 충족되면 반드시 발아한다. 발아까지 12~24시간이 걸리지만 발아시키는 것 자체는 어려운 일이 아니다. 따라서 발아현미를 주식으로 할 때는 신뢰할 수 있는 쌀과 좋은 물을 사용해서 가정에서 직접 만들어 먹도록 하자.

[발아현미 만드는 법]

현미는 물에 담가두면 스스로 발아한다. 빨리 발아시키고 싶을 때는 30도 정도의 미지근한 물에 담가두면 거의 하루 만에 발아한다. 단, 이 방법은 적정 온도를 유지해야 하므로 도중에 몇 차례

물을 갈아주거나 보온을 해야만 한다.

덥고 습기가 많은 시기라면 상온의 물에 담가두기만 해도 간단하게 발아현미를 만들 수 있다. 또한 시간이 걸리더라도 편한 방법이 좋다는 사람은 물에 담근 현미를 냉장고에 넣어둔다. 약 3일 정도 걸리지만 물을 갈아줄 필요가 없다.

어떤 경우든 물의 양은 현미가 잠기는 정도로 하고, 발아할 때는 산소도 필요하므로 밀봉하지 않도록 주의한다. 씨눈 부분이 1밀리미터 정도 발아하면 완성된 것이다.

발아현미는 물기를 빼고 햇볕에 건조시킨 다음 밀폐용기에 넣어 선선한 곳에 보관해도 좋지만, 힘들게 발아시킨 '생명'을 먹는 것인 만큼 되도록 빨리 먹는 것이 좋다.

발아현미를 백미와 섞어서 밥을 짓는 사람도 많은데 이것은 피하도록 하자. 아무래도 밥이 익은 정도가 고르지 않아 식감을 떨어뜨릴 수 있다.

발아현미를 먹을 때는 발아현미만 먹든지, 아니면 백미 대신 부곡물을 섞어 먹도록 하자.

# 신선한 것을 조리하지 않고
# 그대로 먹는다

먹는 것의 본질은 '생명'이다. 그리고 생명이 있는 곳에는 반드시 엔자임이 있다.

현대의 영양학은 식품에 들어 있는 영양소와 칼로리를 기본으로 하루 섭취량을 계산하고 있는데, 나는 우리가 식사에서 얻기를 바라는 것은 칼로리가 아니라 생명의 근원이라고 할 수 있는 '엔자임'이라고 생각한다.

따라서 엔자임 요법에서 식사의 기본은 '이것을 먹으면 어느 정도의 엔자임을 섭취할 수 있는가'에 있다. 섭취한 엔자임이 몸속에서 '미러클 엔자임'으로 재합성됨으로써 체내의 미러클 엔자임이 늘어난다고 생각하기 때문이다.

생명이 있는 곳에는 반드시 엔자임이 있다는 것은 모든 식품에는 엔자임이 함유되어 있다는 말이다. 하지만 실제로 우리가 매일 먹고 있는 식품 중에는 엔자임이 하나도 없는 '죽은 식품'이 많다.

이처럼 엔자임이 없어지는 데는 두 가지 요인이 있다. 첫 번째는 시간이다.

식품이 신선할수록 엔자임이 많이 함유되어 있고 시간이 갈수록 줄어든다. 엔자임이 완전히 없어지면 그 식품은 부패하기 시작하여 우리 몸에 독이 된다.

식품에서 엔자임을 빼앗는 또 한 가지 요인은 열이다.

굽고 삶고 찌고 볶고 튀기는 등 여러 가지 방법으로 식품을 가열 조리하는데, 이 '가열'이야말로 엔자임을 파괴하는 큰 요인이다.

엔자임이 파괴되는 온도는 48도로, 온도가 올라갈수록 계속 파괴되다가 115도에 달하면 엔자임은 완전히 사라지고 만다.

따라서 엔자임을 많이 섭취하려면, 신선한 식재료를 익히지 말고 그대로 먹는 것이 가장 효과적이다.

지구상의 생물 중에서 유일하게 인간만이 음식을 익혀 먹는다. **야생동물이 다른 동물을 산 채로 먹는 것을 보고 '잔인하다'고 말하는 사람도 있지만, 엔자임의 측면에서 보면 산 채로 먹는다는 것이야말로 '생명을 존중한' 방법이다.**

채소도 육류도 생선도 신선한 것을 그대로 먹는 것이 '엔자임을 섭취'하는 최선의 방법이다.

지나친 섭취는 피해야 할 동물식도 날 것이라면 엔자임이 풍부하게 들어 있으므로 가열해서 먹는 것보다 엔자임의 소모를 억제할 수 있다.

구운 생선보다는 생선회, 익힌 채소보다는 생야채 쪽이 엔자임이 더 많이 들어 있다.

생으로 먹었을 때 얻을 수 있는 또 다른 장점은 열에 약한 '수용성 비타민'을 섭취할 수 있다는 것이다.

열에 약한 비타민이라면 비타민 C가 유명하지만 비타민 B나 비타민 H 등의 수용성 비타민도 비타민 C만큼은 아니지만 가열하면 파괴된다. 비타민은 엔자임이 활동하기 위해서는 반드시 필요하다. 즉 '신선한 것을 조리하지 않고 그대로 먹는 것'은 자연의 섭리에 따른 최고의 엔자임 섭취 방법이다.

단, 생으로 먹을 때 주의해야 할 점이 있다.

우선 **'신선한 것'을 선택해야 한다.** 가열조리를 하면 식품에 있는 잡균도 사멸하므로 신선도가 조금 떨어진 것이라도 배에 탈이 나는 일은 없지만, 생식을 하는 경우는 식품에 붙어 있는 균도 산 채로 체내에 들어오기 때문에 반드시 신선한 것을 선택하도록 하자.

두 번째, **꼭꼭 씹어야 한다.** 채소든 생선이든 조리하지 않은 것은 그 자체에 효소가 들어 있으므로 소화가 잘된다. 그래도 입 안에서 완전히 걸쭉해질 때까지 50~70번 정도 씹도록 한다.

또한 생식 재료, 특히 생선에는 아니사키스와 같은 기생충이 있을지 모르므로 확실히 씹는 것이 좋다.

꼭꼭 씹어서 침과 음식물을 잘 섞으면 위장에 부담을 주지 않고 영양소와 엔자임을 흡수할 수 있다.

# 과일은 자연이 만든 '생명의 선물'

엔자임을 가장 많이 함유하고 있는 식품은 '과일'이다. **과일만큼 엔자임으로 가득 차 있는 훌륭한 먹을거리도 없다.** 신선한 식품에는 엔자임이 함유되어 있지만 그 양은 제각각이다. 대략적으로 보면 동물에서 만들어지는 식품보다 식물에서 만들어지는 식품에 엔자임이 더 풍부하지만, 식물에서 만들어지는 식품 중에서도 과일은 엔자임의 양이 탁월하게 많다.

어떤 식품도 소화 흡수 시에는 체내의 엔자임이 소모된다. 엔자임이 풍부한 식품이 좋다고 하는 것은 이렇게 소모되는 보디 엔자임을 조금이라도 보충할 수 있기 때문이다.

과일 자체가 가지고 있는 엔자임만으로도 그 과일을 소화 흡수하는 데 필요한 엔자임을 완전히 보충할 수 있다.

엔자임이 풍부한 과일에는 파파야, 파인애플, 딸기, 키위 등이 있다.

그 밖에도 완숙 바나나는 숙성을 하면서 탄수화물의 상당량이 글루코오스로 변하기 때문에 보통의 바나나와는 비교도 안 될 정도로 많은 소화효소를 가지고 있다.

옛날부터 병문안을 갈 때는 흔히 과일을 사가는데, 과일에 풍부하게 함유되어 있는 엔자임이 자연 치유력을 높여준다는 것을 알고 있었던 게 아닐까 싶다.

과일에 이렇게 많은 엔자임이 함유되어 있는 이유는 무엇일까?

개인적인 추측이지만 과일에는 생명을 다음 세대로 이어가기 위한 자연의 지혜가 응축되어 있다고 생각한다.

과일은 식물의 씨를 감싸는 요람과 같은 것이다. 이 요람에는 씨를 지키고 멀리 운반하기 위한 전략이 숨어 있다.

생물이 가장 좋아하는 먹을거리는 엔자임이 풍부하게 들어 있는 것이다. 따라서 식물은 씨 주변에 엔자임이 풍부한 과육을 붙여 동물들이 즐겨 먹도록 함으로써, 자신들의 '생명을 이어줄 씨'를 멀리까지 운반하려는 것은 아닐까.

그렇다면 엔자임이 풍부한 과일은 씨를 운반해주는 동물에게 선사하는 '생명의 선물'인 셈이다.

또 과일은 소화가 아주 잘되는 식품으로 생명의 요람으로서의 지혜를 느낄 수 있다.

보통 우리가 먹는 음식물은 위에서 장까지 도달하는 데 2~4시간 정도 걸리지만, 과일은 30분 만에 장에 도달한다. 이것은 과일 자체가 소화효소를 많이 함유하고 있기 때문이지만, 한편으로는 중요한 씨가 위산으로 손상되는 것을 막기 위한 것이기도 하다.

씨는 소화되지 않은 채로 장을 통과해 동물의 배설과 함께 땅으로 돌아간다. 그리고 자신이 달려 있던 나무에서 멀리 떨어져 새로운 생명을 키워나가는 것이다.

# 농축환원 주스의
# 제조과정을 알고 있나요?

엔자임의 보고인 과일은 매일 섭취하는 것이 좋다. 그러나 자연이 준 '생명의 선물'을 우리 인간은 식생활에 제대로 이용하지 못하고 있다. 가장 안타까운 것은 대부분의 사람들이 과일을 식후 디저트로 먹고 있다는 점이다.

과일은 소화가 아주 잘되는 식품이지만 식후에 섭취하면 먼저 섭취한 음식물이 아직 위장 안에 머물러 있기 때문에, 과일이 위 속에서 머무르는 시간도 길어진다. 이렇게 되면 엔자임을 효과적으로 섭취할 수 없다. 그리고 위 속에서 다른 음식물, 즉 조리된 식품이 필요 이상으로 발효하면 장내에 가스가 발생하므로 팽만감이나 방귀가 잦아지는 원인이 된다.

따라서 **과일은 식사 전이나 출출할 때 간식으로 먹는 것이 좋다.** 가장 이상적인 것은 아침식사 30~40분 전에 섭취하는 것이다. 오랜 시간 음식물이 들어오지 않았던 아침에는 최고의 에너지원인 양질의 당분(과당, 포도당)을 함유한 과일이 이상적이다.

과일은 식이섬유와 비타민, 미네랄 외에도 항산화작용이 뛰어나 최근 주목을 받고 있는 '식물화학물질'이 풍부하게 들어 있다.

그렇다면 시판되는 과일 주스는 어떨까? 결론부터 말하면 시판되는 과일 주스는 절대 과일 대용이 될 수 없다. **설령 '과즙 100퍼센트'라는 표시가 있더라도 엔자임 섭취에는 도움이 되지 않는다는 사실을 알아두자.**

과일을 주스로 먹고 싶을 때는 직접 만든 신선한 주스를 먹도록 하자.

시판 중인 주스가 좋지 않다고 하는 이유는 대부분의 경우 우유와 마찬가지로 살균처리를 위해 가열과정을 거치기 때문이다.

물론 신선한 과일에서 짜낸 과즙을 용기에 담기만 한 주스라면 가열처리는 한 번밖에 하지 않았으므로, 엔자임이 조금은 남아 있을지 모른다.

하지만 **흔히 보는 '농축환원' 타입의 주스에는 엔자임이 전혀 들어 있지 않다.** 농축환원은 대부분 압착 과즙을 바싹 졸여 수분을 증발시킨 농축베이스에 '물'을 첨가해 주스 상태로 만든 것이기 때문이다.

수분이 없어질 때까지 졸이는 과정에서 엔자임과 비타민은 완전히 파괴된다. 다시 이를 주스 형태로 되돌리기 위해 '물'을 첨가하는데, 어떤 물이 사용되는지는 명시되어 있지 않다. 게다가 아무리 좋은 물을 사용했다고 하더라도 원래 과일이 가지고 있는 수분과는 비교할 수도 없다. 과일에 함유된 수분에는 온갖 미네랄과 비타민이 들어 있어서 가장 이상적인 상태라 할 수 있다.

환원농축 주스도 성분표시를 보면 비타민이나 미네랄이 함유되어 있다. 하지만 이것도 자연산이 아니라 인공적으로 첨가하기도 한다. 인공적인 것이 생명을 자라게 할 수 없다는 것은 이미 앞에서 설명한 대로다.

그렇다면 이처럼 엔자임과 비타민을 파괴하는 제조법이 어째서 널리 이용되고 있는 것일까? 안타까운 일이지만 그것은 수송비용을 조금이라도 싸게 하기 위한 인간의 욕심 때문이다. 이 제조법의 장점은 비용이 싸다는 것 외에는 하나도 없다.

우리의 귀여운 아이들에게 엔자임도 자연의 비타민도 함유되지 않은 주스를 일부러 마시게 할 필요는 없을 것이다.

진정한 의미의 좋은 식품, 생명을 자라게 하는 식품은 엔자임이 살아 있는 식품이라는 사실을 명심하고 주스는 집에서 직접 만들어 마시자.

# '전체식'을 권장하는 이유

엔자임 요법에 기초를 둔 식사에서 당부하고 싶은 말이 또 있다. 식품은 되도록 전체를 먹으라는 것이다.

곡물을 먹을 때는 표피나 배아를 가지고 있는 미정백 곡물을, 채소는 잎이나 껍질 전부, 과일은 껍질째로, 생선은 머리부터 뼈까지 전부 먹는 게 좋다.

이러한 '전체식'을 권하는 것은 식품을 하나의 생명으로 볼 때 그것이 가장 균형 잡힌 상태이기 때문이다.

예를 들어 과일은 껍질을 벗기면 즉시 산화하기 시작하여 변색한다. 껍질을 벗긴 사과가 갈색으로 변하는 것도 표면이 산화하기 때문이다. 하지만 껍질이 붙어 있는 상태라면 공기에 접촉해도 거의 산화하지 않는다. 이것은 과일의 껍질 부분에 항산화물질이 다량 함유되어 있기 때문이다.

　가지나 당근, 감자 등도 껍질 부분에 항산화물질이 집중되어 있다. 따라서 과일이나 채소는 껍질을 벗기지 않고 먹는 편이 우리 몸에 좋다.

　전체식이 바람직한 것은 동물식에서도 마찬가지다.

　예를 들어 말린 생선은 햇볕에 자연 건조시킨 것이므로 '산화된 식품'이라고 할 수 있다. 산화된 식품은 우리 몸에 프리래디컬을 발생시키므로, 말린 생선은 기본적으로 좋은 식품이라고 할 수 없다. 하지만 멸치처럼 내장과 뼈까지 전부 먹을 수 있는 작은 생선의 경우에는 어느 정도 예외다.

　말린 작은 생선은 꼭꼭 씹어 먹으면 뼈에 함유된 칼슘이나 마그네슘, 칼륨과 같은 물질을 함께 섭취할 수 있으므로 소화과정에서 산화물질을 중화시킬 수 있다. 또 꼭꼭 씹어서 침과 잘 섞이면 식품에 발생한 산화가 중화된다.

　이처럼 식품은 '전체를 섭취'할 때 골고루 균형이 잡히도록 되어 있다.

　새우나 게도 크기가 작은 것은 껍데기째 먹을 수 있다. 조개는 딱딱한 껍데기까지는 먹을 수 없지만 내장 부분에는 바다의 미네랄이 풍부히 함유되어 있으므로 남기지 말고 전부 먹도록 하자.

　육류의 경우에는 전체식이 불가능하지만, 오키나와의 전통식에서는 뼈는 우려내서 수프로 먹는 등 돼지머리에서 발끝까지, 모든 부위를 남김없이 요리에 이용한다. 이것은 전체를 한꺼번에 먹는 것은 아니지만 그래도 전체식이라고 할 수 있을 것이다. 오키나와 사람들이 돼지고기를 많이 먹는데도 건강한 것은 어쩌면 전체식에 가까운 식사방법 때문일지도 모르겠다.

# 보기에 아름다운 채소는 '공장에서 만들어진 식품'이라고 생각할 것

전체식을 하는 경우 특히 신경 써야 할 점이 있다. '신선한 것'을 선택하는 것은 물론이고 그 중에서도 '농약을 사용하지 않은 식품을 선택'하는 것이다.

요리를 자주 하는 사람은 알겠지만 요즘 채소 중에는 오래되면 녹아버리는 것이 있다. 옛날에는 시들거나 상해서 물렁물렁해지는 일은 있어도 죽처럼 걸쭉하게 변하지는 않았다.

과일 중에도 겉보기에는 아주 멀쩡한데 잘라보면 속 부분이 썩어 있는 것이 있다. 어째서 속부터 썩는지 의아하게 생각한 사람도 있을 것이다.

이것은 모두 '농약' 때문이다. 농약을 사용해서 재배한 작물에는 아무래도 농약이 남아 있게 된다. 잔류 농약이 우리 몸속에 들어오면 그것을 해독하기 위해 대량의 엔자임이 소모된다.

전체식을 할 때 특히 농약에 주의해야 하는 이유는 과일이나 채소의 껍질 부분은 영양소가 풍부하면서도 농약이 쌓이기 쉽기 때문이다.

채소나 과일만이 아니라 현미도 마찬가지다. 백미는 껍질을 벗긴 쌀이다. 따라서 껍질을 벗기지 않은 현미는 비타민, 미네랄, 엔자임 등은 풍부하지만 백미보다 농약이 남기 쉽다는 문제가 있다.

농약의 가장 큰 문제는 대부분이 엔자임의 작용을 저해하는 '효소 저해제'라는 것이다.

잡초를 뽑는 수고를 덜기 위해 뿌리는 제초제도 효소 저해제의 일종이다. 제초제를 뿌리면 잡초의 싹이 나오지 않는 것은 이것이 발아와 성장을 저해하는 화학약품이기 때문이다.

이러한 농약은 농작물의 성장에는 직접 영향을 미치지 않도록 제조되어 있지만, 땅에 스며든 농약을 농작물이 흡수하고 있는 것은 틀림없는 사실이다. 이와 같은 독성 화학제를 흡수해서 성장한 농작물이 우리 몸에 좋을 리가 없다.

또한 농약이 땅에 스며들면 토양 속에 사는 토양세균들도 거의 죽어버린다.

"지렁이가 사는 땅은 비옥하다"는 이야기도 있듯이 지렁이나 미생물 등의 생명체를 자라게 하는 땅이야말로 농작물을 재배하는

데 가장 적당한 환경이다.

**살아 있는 농작물을 키울 수 있는 것은 생명력을 가진 대지뿐이다.**

그러나 농약의 살포는 대지의 생명력인 토양세균을 죽인다. 토양세균이 죽은 땅은 양분이 없는 빈약한 땅이 되어버린다. 그래서 화학비료가 등장하게 된 것이다.

대표적인 화학비료는 질소, 인산, 칼륨이다. 빈약한 토지라도 이들 비료를 토양에 섞어주면 확실히 농작물은 잘 자란다.

하지만 토양이 원래 가지고 있는 '질소, 인산, 칼륨'은 토양세균이 만들어낸 것으로 화학적으로 합성된 비료와는 가지고 있는 '정보'가 다르다. 따라서 이들은 전혀 다른 물질이라고 봐야 한다.

물질은 모두 정보를 가지고 있다. 엔자임이 들어 있는 식품을 먹으면 체내의 엔자임이 늘어나는 것도 엔자임의 정보를 가지고 있는 아미노산으로 흡수되기 때문이다.

식물이 흡수하는 영양분도 마찬가지다. 자연의 토양세균이 만들어낸 질소, 인산, 칼륨에는 생명의 정보가 들어 있지만, 공장에서 화학 합성된 질소, 인산, 칼륨에는 생명의 정보가 전혀 들어 있지 않다.

앞에서 같은 단백질이라도 그것이 동물에서 만들어진 것인지 식물에서 만들어진 것인지에 따라 인체에 들어왔을 때의 작용이 다르다고 말한 것은, 어디서 만들어졌느냐에 따라 가지고 있는 정보가 다르기 때문이다.

**농약과 화학비료를 먹고 자란 채소는 밭에서 수확되기는 하지만 '공장에서 만들어진 식품'과 다름없다. 비록 겉모양은 보기 좋지만 생명의 정보가 아닌 공장에서 만들어진 화학약품의 정보를 가지고 있기 때문이다.**

하지만 현실적으로 농약이나 화학비료를 사용한 채소와 과일을 전혀 입에 대지 않을 수는 없다. 나도 외식을 할 때는 당연히 농약 투성이 채소를 먹고 있을 것이다.

따라서 갑자기 한꺼번에 모든 것을 배제하기보다, 우선은 저농약 제품이나 가격이 조금 비싸더라도 유기농 제품을 고르는 일부터 시작해보자.

벌레 먹은 과일이나 채소를 보고 예전에는 손을 거뒀던 사람들이 이제는 벌레가 먹을 만큼 안전한 농작물이라고 인식을 바꾸게 된 것은 커다란 변화다.

진정한 의미의 안전한 식품, 몸에 좋은 식품은 어떤 것인지를 알고 조금씩이라도 그런 것을 구입하는 사람이 늘어난다면, 지금의 농약과 화학비료 중심의 농업도 바뀔 것이다. 실제로 많은 생산자들이 유용미생물을 사용하는 등 안전한 농작물을 만들기 위한 노력을 하고 있다.

나는 완전 무농약·무화학비료로 만들어진 현미를 애용하고 있다. 가격은 일반 제품보다 비싸지만, 논에 끌어 쓰는 물에 비장탄

(숯의 일종, 여러 가지 불순물을 흡수한다)을 넣어서 물을 깨끗하게 하고 오리농법으로 잡초와 해충을 구제하는 등 소비자의 건강을 배려하는 노력을 감안하면, 결코 비싸다는 생각이 들지 않는다.

이런 이야기를 하면 "그럼 경제적 여유가 있는 사람만 건강하라는 말인가! 유기농 식품의 생산량이 한정되어 있는 현재 상황을 생각하면 결국 돈이 있는 사람만 건강을 향유할 수 있다는 말이다"라며 반론을 제기하는 사람도 있을 것이다.

하지만 그동안 소비자가 '안전한 식품을 먹고 싶다'고 목소리를 높이지 않았기 때문에 생산자도 그것을 만들지 않았을 뿐이다. **진심으로 안전한 식품을 원하는 소비자가 늘어나면 안전한 식품을 제공하려는 생산자도 늘어날 것이다.** 그러면 곧 시장원리가 작용해 가격도 내려갈 것이다.

몸에 좋은 먹을거리를 정성 들여 만들고 있는 생산자들은 어디에나 많이 있다.

따라서 안전한 식품을 선택하는 행위는 자신의 몸을 위해서는 물론 사회를 위해서도 중요하다. 부디 자신을 가지고 몸에 좋은 먹을거리를 요구하기 바란다.

# '비닐하우스 채소'에는
# 없는 중요한 성분

미국에서 생활한 지도 벌써 40년이 넘었지만 한 번도 비닐하우스를 본 적이 없다.

꽃을 재배하는 온실이 있을 뿐이다. 농작물을 키우기 위한 '비닐하우스'는 일본의 발명품이다. 일본의 비닐하우스는 처음에는 창호지로 만들어졌으나 1953년경부터 염화비닐로 바뀌었다.

비닐하우스가 보급된 것은 생산성을 높이기 위해서였다. 하우스 안에서 재배하면 이른 봄철부터 추워지기 시작하는 초겨울까지 농작물을 재배할 수 있다는 장점이 있다. 뿐만 아니라 비닐로 둘러싸여 있어 비바람이나 해충으로부터 농작물을 보호해준다.

하지만 최근에 와서 하우스 재배의 단점들을 발견하게 되었다. **하우스에서 재배된 농작물은 노지에서 재배된 농작물에 비해 '식물화학**

물질'이 적다는 점이다.

식물화학물질은 식물에 함유된 색소나 향기 등 지금까지 영양학에서는 영양소라고 인정하지 않았던 기능성 성분을 말한다.

하지만 최근의 연구에 의해 식물화학물질에 높은 항산화작용이 있다는 것이 밝혀지면서 면역력을 높이고 여러 가지 질병 예방에 도움이 되는 '항산화 영양소'로 주목을 끌게 되었다.

식물화학물질이라는 말이 익숙하지 않은 사람도 '폴리페놀'이나 '이소플라본'과 같은 말은 들어보았을 것이다.

레드와인에 풍부한 것으로 유명한 '폴리페놀', 수박이나 토마토 등 붉은색을 내는 성분인 '리코핀', 콩의 '이소플라본', 녹차의 '카테킨'이나 깨의 '리그난'이 모두 식물화학물질이다. 현재 발견된 식물화학물질은 수천 종류지만 실제로는 수만 종류가 있을 것으로 보고 있다.

식물화학물질에 관한 연구는 1980년경에 시작되었다. 아직 역사는 짧지만 여러 가지 건강효과가 있는 것으로 밝혀졌다.

[식물화학물질의 건강효과]

❶ 활성산소 제거

❷ 손상된 세포(유전자) 복구

❸ 암세포 증식 방지(암 예방)

❹ 감염증에 대한 저항력 강화

❺ 면역력 향상

❻ 기억력, 집중력 강화, 알츠하이머 예방

❼ 노화 방지

이렇게 훌륭한 효과가 있는 식물화학물질은 대부분 식물성 식품에 함유되어 있지만(타우린 등 어패류에 색소로 들어 있는 것도 있다), 그 생성 과정에는 '햇볕'이 깊이 관여하고 있다.

식물은 동물처럼 스스로 이동하지 못한다. 강한 자외선을 받아도 벌레가 꼬여도 묵묵히 참고 견딜 수밖에 없다. 그 대신 식물은 이런 환경에 적응해 스스로 살아남는 방법을 터득했다. 강한 자외선에 손상되지 않도록 자외선을 흡수해 무해한 것으로 바꾸는 물질과 해충을 막기 위해 벌레가 싫어하는 물질을 만들어낸 것이다. 이 물질이 바로 식물화학물질이다.

하지만 생성을 유발하는 자극, 즉 자외선이 적으면 식물화학물질도 덜 만들어낸다. 따라서 햇볕이나 비바람, 해충과 같은 외부 자극을 막는 비닐하우스에서 자란 식물은 충분한 자극을 받은 노지 재배 식물보다 식물화학물질이 적게 들어 있다.

확실히 하우스에서 재배된 일본의 채소와 노지에서 재배된 미국의 채소를 비교하면 색이나 향기가 크게 차이 난다.

오이도 피망도 가지도 노지에서 재배한 것이 확실히 크고 껍질도 두꺼워 씹는 맛이 있다. 양상추나 시금치 등 잎채소도 뻣뻣한 느낌이 들 정도로 두툼하다.

부드러운 채소에 입맛이 길들여진 사람들은 이런 노지 재배 채소가 먹기 힘들다고 말하지만, 채소는 원래 이렇게 힘이 있는 식품이라고 생각한다. 게다가 영양소나 식물화학물질도 자연스러운 환경에서 자란 채소나 과일에 훨씬 풍부하게 들어 있다.

항산화물질은 우리 몸속에서도 만들어지지만, 엔자임과 마찬가지로 신선한 식품으로 섭취하면 우리 몸의 부담을 줄이고 건강을 유지하는 데 도움이 된다. 따라서 되도록이면 태양빛을 듬뿍 받은 건강한 채소를 선택하자. 식물화학물질이 풍부한 채소는 엔자임도 많이 들어 있는 좋은 식품이다.

하우스 재배인지 아닌지 겉모양으로 구별하기는 어렵지만, **제철에 나는 것을 먹으면 자연스럽게 하우스 제품을 피할 수 있다.**

# 소금은 정말 우리 몸에 나쁜가?

안타깝게도 우리의 채소는 해마다 영양가가 감소하고 있다. 예를 들어 시금치 100그램당 비타민의 양을 살펴보면 1950년에는 150밀리그램이었던 것이 50년 후인 2000년에는 35밀리그램으로 줄어들었다. 철분도 13밀리그램에서 2밀리그램으로 격감했다.

미국의 채소는 우리의 채소보다 영양가가 훨씬 풍부하지만 수입과정에서 포스트 하비스트(수확 후에 농약으로 처리하는 것)의 문제를 생각하면 수입 채소를 권할 수도 없다.

이렇게 되면 매일 채소를 먹는다 해도 비타민이나 미네랄, 엔자임, 식물화학물질을 충분히 섭취하기 어렵다. 따라서 현대인은 올바른 식사법을 알고 평소의 영양 공급에 좀더 신경 쓸 필요가 있다.

엔자임 요법에서는 채소를 충분히 섭취하는 것은 물론, 그래도 부족해지기 쉬운 비타민이나 엔자임은 제철의 질 좋은 과일로 보충하도록 권하고 있다. 또한 부족해지기 쉬운 미네랄 성분은 좋은 소금과 좋은 물로 보충하도록 하고 있다.

소금을 건강의 적으로 인식하고 있는 고혈압 환자들은 이 말에 의아해할 것이다. 소금은 인간에게 필요한 미네랄이지만 지나치게 섭취하면 고혈압을 초래할 수 있기 때문이다.

하지만 소금에 대한 오해를 풀 필요가 있다. 소금이 고혈압을 유발한다는 것은 '정제염', 즉 '식염'을 섭취한 경우다. 나의 임상 데이터에서는 천일염을 고온에서 구운 환원작용이 있는 소금을 섭취했을 때는 혈압이 상승하지 않는 것으로 나타났다.

해수에서 수분만을 증발시킨 천일염에는 염화나트륨, 마그네슘, 칼슘, 요소 등과 같은 바다의 미네랄이 골고루 들어 있다. 하지만 정제염은 해수에서 거의 염화나트륨만을 추출한 것이므로 소금의 99퍼센트가 순수한 화학물질인 염화나트륨이다.

정제염이 몸에 나쁜 가장 큰 이유는 염화나트륨 이외의 미량의 미네랄 성분이 전부 날아가버렸기 때문이다. 어차피 적은 양이니 별 도움이 안 될 것이라는 인간의 교만함을 느낄 수 있는 부분이다.

**자연은 완전하다. 자연 상태의 성분은 어딘가에 쓰임새가 있기 때문에 존재하는 것이다.**

절임을 만들어본 사람은 알겠지만, 일반적으로 절임에는 '조염(粗鹽, 알갱이가 거친 정제되지 않은 소금, 흔히 굵은 소금이라고 한다)'이 쓰인다. 식염으로는 맛있는 절임을 만들 수 없기 때문이다. 식염을 썼을 때 제 맛이 나지 않는 이유는 식염에는 소금의 끈적거림을 방지하기 위해 염기성 탄산마그네슘이 첨가되어 있어, 유산균이 제대로 활동할 수 없기 때문이다.

우리 몸에 유익한 유산균이 살 수 없는 소금이 몸에 좋을 리가 없다. 따라서 지금 부엌에 식염이 있다면 당장 버리고 자연의 미네랄이 그대로 살아 있는 천일염을 사용하자.

바슬바슬한 식감의 소금을 좋아하는 사람은 한국의 구운 소금이나 오키나와 소금 등 '환원력이 높은 구운 소금'을 사용해보자. 자연염인 천일염을 높은 온도에서 제대로 구워 만든 소금은 우리 몸에 아주 좋다.

천일염은 오랫동안 공기에 노출되면 산화로 인해 염산이나 유산과 같은 유해물질이 발생하는 경우도 있으므로, 되도록 신선한 것을 선택해 밀폐용기에 넣어두고 빨리 사용하는 것이 좋다.

소금과 마찬가지로 물도 자연 그대로의 좋은 물을 마시면 미네랄 성분을 섭취할 수 있다.

좋은 물, 깨끗한 물을 불순물이 없는 '$H_2O$'라고 생각하는 사람이 많은데, 자연계에 순수한 $H_2O$는 존재하지 않는다.

자연에서 솟아나오는 좋은 물에는 반드시 미네랄 성분이 녹아 있다. 따라서 자연 그대로의 물을 마시면 저절로 미네랄 성분을 보충할 수 있다.

그렇다면 수돗물은 어떨까? 수돗물도 자연의 물을 사용하고 있으므로 미네랄 성분이 제대로 들어 있다.

단 수돗물은 물을 정화하기 위해 첨가한 염소나 트리할로메탄 등의 약물이 잔류하고 있는 것이 문제다. 정수기를 사용해 수돗물에 함유된 소독약을 깨끗이 제거하면 수돗물도 훌륭한 미네랄워터가 된다.

# 수분을 주스류로 보충하는 것은 너무나 어리석은 짓

사람의 몸은 약 70퍼센트가 수분이다. 이 수분에는 여러 가지 영양소와 정보 등 생명체가 살기 위해 필요한 모든 것이 녹아 있다. 즉 영양분을 운반하고 노폐물을 배설하는 것은 모두 물을 매개체로 이루어진다. 따라서 좋은 물을 섭취하면 그만큼 독소의 배출도 원활해지고 혈행도 좋아지므로 보디 엔자임이나 장내세균의 활동을 활성화시킨다.

병이 있는 환자들을 보면 수분을 차나 주스, 청량음료수로 섭취하고 있다는 사람이 많은데, 몸을 생각한다면 절대로 해서는 안 되는 습관 중 하나다. 수분은 제대로 '물'로 섭취하는 것이 중요하다.

차나 주스, 청량음료에는 여러 가지 것들이 녹아 있는 상태이기 때문이다. 이러한 수분은 몸에 들어가도 거기에 녹아 있는 불순물을 제거하지 않으면 안 된다. 차라면 타닌, 커피라면 카페인 등 녹아 있는 물질에 따라 해독을 해야 하는 경우도 있으므로 엔자임이 소모된다.

또한 주스나 청량음료는 물 대신에 섭취하기에는 당분 함량이 너무 높다. 500밀리리터짜리 주스나 탄산음료수에 함유되어 있는 당분의 양은 약 30~50그램이다. 게다가 수분에 녹은 당은 빨리 흡수되어 혈당치를 높이기 때문에 당뇨나 비만, 저혈당의 위험이 있다.

**가끔 마시는 정도라면 모르지만 목이 마를 때 물 대신 주스나 탄산음료수를 마시는 것은 결코 좋지 않다.**

하지만 수돗물을 그대로 마시면, 염소와 같이 우리 몸에 독이 되는 물질이 함유되어 있으므로 역시 대량의 엔자임을 소모하게 된다.

염소는 물속에서 대량의 프리래디컬을 발생시키기 때문에 수돗물 자체가 강한 산화력을 가지고 있다.

물의 산화환원전위(산화력의 세기)를 조사한 적이 있는데, 역시 맛이 없다고 알려진 도시의 수돗물은 산화력이 높게 나타났다. 반대로 좋다고 소문난 물은 대부분 산화도가 낮고 환원력이 높았다.

산화력이 '녹슬게 하는 힘'이라면 환원력은 '녹을 없애고 산화를 방지하는 힘'이라고 할 수 있다. 즉 환원력이 높은 물은 항산화작용이 있는 좋은 물이다.

최근에는 염소나 독소를 제거할 뿐만 아니라 전기분해로 환원력이 있는 물을 만들어내는 정수기도 시판되고 있다. 따라서 가정에서도 얼마든지 환원력이 높은 물을 마실 수 있다.

페트병으로 팔고 있는 미네랄워터도 좋은 것이 많이 있는데, 이러한 물을 마시는 경우는 신선도에 주의해야 한다. 물도 신선도가 중요하다. 시간이 지나면서 환원력도 떨어지기 때문이다.

음식을 조리할 때 시판 중인 미네랄워터로 조달하면 비용 부담이 클 뿐만 아니라 번거롭기도 하다. 그보다는 정수기를 사용하면 수돗물을 안심하고 쓸 수 있으므로, 신뢰할 만한 회사의 정수기를 선택해 여러모로 활용해보자.

매일 마시는 물의 양과 마시는 시간에 대해서는 《병 안 걸리고 사는 법》에서 자세하게 설명했으므로 참조하기 바란다.

# 식품 첨가물은 안전할까?

최근 일본에서는 첨가물투성이인 식품제조업체의 실상을 폭로한 《식품의 이면》라는 책이 베스트셀러다. 저자는 식품 첨가물 판매 회사에 근무했던 사람이다.

이 책에 의하면 일본인이 보통 하루에 섭취하는 첨가물의 양은 평균 10그램이다. 1년이면 4킬로그램에 가까운 양이다.

물론 이것은 평균치이므로 식품의 선택 방법에 따라 개인차가 크겠지만 절반이라고 해도 엄청난 양이다.

'식품 첨가물'은 말 그대로 식품의 제조과정에서 첨가되는 물질을 말한다. 식품위생법에 따르면 "첨가물은 식품을 제조·가공 또는 보존함에 있어 식품에 첨가·혼합·침윤 및 기타의 방법으로 사용하는 물질"이다.

《병 안 걸리고 사는 법》에서는 "모든 약은 독"이라고 이야기했는데, 화학약품인 첨가물도 기본적으로는 독이라고 생각한다. 특히 보존료로 사용되고 있는 첨가물에는 살균성이 강하고 우리 몸에 좋은 장내세균을 죽이거나 번식을 방해할 위험이 있다.

물론 어떤 사람은 안전성 검사를 받고 정식으로 허가받은 첨가물이라면 믿을 만하지 않을까 하고 생각할 것이다.

하지만 허가 과정에서 어떤 검사를 거치는 것일까?

현재 검사는 동물실험을 통해 이루어진다. '인체실험'이 불가능하기 때문에 어쩔 수 없지만, 크기도 구조도 다른 동물에게 첨가물을 단품으로 먹인 뒤 반응을 관찰하는 방식에는 아무래도 의문이 남는다.

첫째, 검사기간이 너무 짧다는 것이다. 안전성 실험은 첨가물을 반복적으로 동물에게 투여한 뒤 나타나는 독성을 검사하는 것인데, 이 기간이 28일, 90일, 길어도 1년간 세 종류의 데이터만 뽑을 수 있다. **몇 년, 몇십 년 동안 계속 섭취할 경우에는 결과를 알 수 없다.**

두 번째는 모든 검사가 단품으로 이루어진다는 점이다.

미국에서는 네 종류 이상의 약을 처방하지 못하도록 되어 있다. 동시에 여러 가지 약을 복용할 경우 예기치 못한 독성이 생길 수 있기 때문이다.

첨가물에도 이와 같은 위험이 내포되어 있지 않을까. 첨가물은 대개 한 가지만 사용되지 않는다. 반드시 다른 첨가물과 함께 사용된다. 그 중에는 몇십 종류의 첨가물이 들어가는 제품도 있다.

복합사용의 위험성은 첨가물의 문제에 그치지 않는다. 농약이나 화학비료를 듬뿍 뿌려 재배한 채소나 인공사료로 사육된 동물의 고기에 첨가물이 들어가는 경우에도 위험이 도사리고 있다.

후생노동성은 허가한 첨가물의 안전성을 강하게 어필하고 있지만 사용량을 엄격하게 규제하고 있는 것도 적지 않다. 사용량을 규제하는 것은 섭취량이 많으면 위험하기 때문이다.

안전하다고 생각해 허가를 했지만 이후에 위험성이 있는 것으로 밝혀져 사용허가를 취소하는 경우도 많다.

**안전 검사를 받고 허가된 것이라고 해서 100퍼센트 안전하다고는 믿을 수 없다.**

해외에서는 유독성이 인정되어 사용이 금지되었는데도, 우리는 아직 허가가 취소되지 않았다는 이유로 사용되고 있는 첨가물도 있다.

따라서 현재로서는 개인이 책임을 지고 스스로 먹을거리를 신중하게 고르는 수밖에 없다. '모두가 좋아하는 식품 첨가물'이라는 부제가 달린 《식품의 이면》에서 저자는 값싸고 보기 좋고 잘 부패하지 않는 식품을 원하는 소비자들의 잘못된 인식을 지적하고 있는데, 실은 내 생각도 마찬가지다.

그런 식품은 거의 첨가물이 들어가게 마련이다. 사람들이 첨가물이 들어간 식품을 선택하지 않는다면 기업도 첨가물을 사용하지 않을 것이다. 결국 첨가물이 들어간 식품을 없애는 것은 소비자의 선택에 달려 있다.

# 우리가 모르는 트랜스지방산의 공포

2005년 2월, 맥도날드는 소비자들의 건강을 위해 프렌치 프라이 등의 튀김류에 사용하던 종래의 기름을 쓰지 않겠다고 발표한 뒤, 이를 제대로 이행하지 않았다가 소송을 당해 합의금 850만 달러를 지불해야 했다.

문제의 '종래의 기름'이란 '트랜스지방산'이라고 불리는 것으로, 미국과 유럽에서는 고혈압과 당뇨, 심장질환, 암 등 여러 가지 건강장애를 일으키는 것으로 알려져 있다.

현재 미국과 유럽에서는 식품의 성분표시란에 트랜스지방산의 함유량 표시가 의무화되어 있을 뿐만 아니라, 트랜스지방산 함유량에 제한을 두고 있다.

하지만 우리의 경우 트랜스지방산의 위험성이 잘 알려지지 않은 데다 함유량 표시도 의무화되어 있지 않다. 트랜스지방산은 되새김동물(소, 양, 염소 등)의 체내에서만 조금 볼 수 있을 뿐 자연계에서는 존재하지 않는 지방산이다.

지방산에는 동물성 기름에 많이 들어 있는 포화지방산과 식물성 기름에 많은 불포화지방산이 있다. 우리 몸에 좋다고 알려진 불포화지방산에도 건강에 나쁜 영향을 미치는 지방산이 있는데, 바로 트랜스지방산이다.

액체 상태의 식물성 기름을 고체 상태로 가공하는 과정에서 산패를 막기 위해 수소를 첨가하는데, 이 수소와 결합하여 만들어진 지방산이 바로 트랜스지방산이다.

불포화지방산에 수소를 첨가해 고형으로 만든 마가린이나 쇼트닝은 완전한 트랜스지방산이며 대부분의 식물기름도 마찬가지다. 빵이나 과자류, 샐러드드레싱에도 트랜스지방산이 사용되고 있다.

트랜스지방산은 나쁜 콜레스테롤을 늘리고 좋은 콜레스테롤을 저하시킨다. 최근에는 트랜스지방산이 뇌의 혈관에도 나쁜 영향을 미쳐 알츠하이머이나 파킨슨병 등을 유발한다는 보고도 나와 있다.

그렇다면 어떻게 해야 할까?

우선 소비자들이 목소리를 높여 트랜스지방산의 사용을 규제할 것을 요구하는 한편, 트랜스지방산이 들어가지 않은 제품을 선택해야 할 것이다.

현재 트랜스지방산 함량이 낮은 기름은 헥산 등의 수소첨가용제를 사용하지 않고 추출한 카놀라유(유채 꽃씨에서 추출한 기름), 콩기름, 올리브유다.

트랜스지방산의 유해성이 널리 알려지면서 미국과 유럽에서는 트랜스지방산이 없는 마가린이 등장했다. 버터는 마가린만큼 유해하지는 않지만 역시 트랜스지방산을 함유하고 있으므로 사용하지 않는 것이 좋다.

또한 비타민 E를 섭취하면 트랜스지방산의 해를 막을 수 있다고 알려져 있다. 비타민 E는 서플리먼트(영양 또는 건강보조식품)로 섭취해도 좋지만, 판매 회사에 따라 약제를 사용해 비타민을 추출하는 경우도 있으므로 신뢰할 수 없는 회사의 제품은 피해야 한다.

서플리먼트 외에도 녹황색 채소나 깨, 아몬드나 땅콩, 콩류에는 자연 상태 그대로의 비타민 E가 풍부하게 함유되어 있으므로, 기름으로 조리한 음식을 먹을 때는 이러한 식품을 함께 섭취하면 트랜스지방산의 해를 크게 줄일 수 있다.

# 내가 전자레인지에 대해 품는
# '일말의 불안'

'식생활의 위험'을 이야기할 때 빼놓을 수 없는 게 또 있다. 전자레인지다.

전자레인지는 단시간에 간단히 식품을 데울 수 있기 때문에 바쁜 현대인에게는 아주 편리한 도구다.

음식을 데우거나 채소를 익히는 등 여러 가지 용도로 매일같이 전자레인지를 활용하고 있는 사람도 많을 것이다.

이처럼 쓰임새가 많고 편리한 전자레인지, 하지만 정말 맘놓고 사용할 수 있는지 살펴보자.

전자레인지의 원리를 간단히 설명하면, 초단파의 전자파를 식품에 투과해 식품 내부의 물 분자를 진동시켜 가열하는 것이다. 즉 전자파에 의해 음식의 물 분자가 격렬하게 진동(초속 2만 회 정도)하면서 내부에서부터 따뜻해진다.

전자파가 인체에 나쁜 영향을 준다는 사실이 널리 알려지면서 전자레인지나 전자조리기 등에서 방출되는 전자파에 대해서도 위험성이 지적되고 있다.

하지만 내가 여기서 말하고 싶은 것은 이렇게 외부로 방출되는 전자파의 위험성이 아니라 전자레인지 안에서 가열된 식품의 위험성이다.

이 위험성을 보여주는 실험이 있다.

전자레인지로 끓인 물과 주전자로 끓인 물을 식물에 주었는데 전자레인지로 가열한 물을 준 식물은 며칠 만에 시들어버렸다.

이 실험 결과는 전자레인지로 가열된 것에는 더 이상 '생명을 키우는 힘'이 없다는 것을 보여준다.

전자레인지에 사용되고 있는 마이크로파는 방사선의 일종이다. 방사선은 의료 현장에서도 쓰이고 있으므로 괜찮다고 주장하는 사람도 있다. 하지만 안전하다고 말하는 방사선 치료에서도 부작용이 있다는 것은 잘 알려진 사실이다.

또 단시간에 가열할 수 있다는 것은 전자레인지의 최대 장점이지만, 자연계에서는 있을 수 없는 속도의 진동이 물질 내부에서 일어난다는 것을 생각할 때 안심할 수만은 없다. 방사능 오염이 유전자를 파괴하듯이, 마이크로파에 쏘인 식품도 유전자가 손상

될 위험성이 상당히 높다고 볼 수 있다.

현재 여러 나라에서 전자레인지를 사용한 식품의 안전성을 연구하고 있는데, 아직 확실한 결과는 나오지 않은 상태다. 하지만 안전하다는 보증이 없는 것도 사실이다.

내가 현 단계에서 말할 수 있는 것은 전자레인지에서 식품을 가열하면 엔자임이 파괴된다는 것이다. 안전성이 확보되지 않은 이상 전자레인지를 사용하지 않는 것이 좋다. 우리 집에도 전자레인지가 있지만 아주 가끔 사용한다. 밥을 따뜻하게 데울 때도 찌거나 중탕하는 방법을 택하고 있다. 전자레인지보다 시간과 약간의 수고가 더 들어가지만 수분이 달아나지 않아 원래의 맛을 거의 그대로 느낄 수 있다.

물론 굽거나 삶아도 엔자임이 소실되지만, 단순히 열로 인해 손상된 엔자임과 분자레벨에서 손상된 엔자임은 가지고 있는 '정보력'이 다르다고 할 수 있다.

겉보기에는 변화가 없으므로 전자레인지를 사용한 식품의 위험성을 실감하기 어렵지만, 건강을 생각한다면 그냥 지나칠 수 없는 문제다.

# 백설탕은 '무서운 식품'이다

앞에서 정제된 식염은 우리 몸에 좋지 않다는 이야기를 했다. 자연 상태 그대로라면 들어 있어야 할 미량영양소가 없기 때문인데, 이와 똑같은 일이 백설탕에도 일어나고 있다.

설탕에는 여러 종류가 있다. 원료인 사탕수수를 짜서 가열하기만 한 것이 흑설탕, 이것을 결정과 당밀로 분리해서 정제한 다음 결정의 순도를 높인 것이 정제당이다. 정제당은 잔설탕(차당, 비교적 입자가 작은 설탕), 싸라기설탕(비교적 입자가 큰 설탕), 가공당으로 나눌 수 있다. 우리가 보통 사용하고 있는 상백당(백설탕)이나 삼온당(가열과 캐러멜 색소로 변색시킨 유색 설탕. 흔히 흑설탕이라 부르지만 진짜 흑설탕은 아니다)은 차당에 속한다. 싸라기설탕에는 그래뉴당이나 백싸라기, 가공당에는 각설탕이나 얼음설탕 등이 있다.

사람들은 이렇게 다양한 설탕의 성분 차이를 거의 의식하지 않고 쓰는데, 실제로 성분을 비교해보면 큰 차이가 있다.

**어릴 때 달콤한 주스나 과자만 먹다가 '단것을 많이 먹으면 뼈가 녹는다'고 혼난 적이 없는가? 놀랍게도 이 말은 사실이다.**

백설탕을 지나치게 섭취하면 체내의 칼슘이 빠져나간다. 백설탕을 과다 섭취하면 체내의 칼슘이 빠져나가는 것은 백설탕이 산성식품이기 때문이다. 가장 간단한 제조법으로 만들어진 흑설탕은 약알칼리성 식품이다. 그러나 정제과정에서 비타민이나 미네랄 등의 미량영양소가 소실된 백설탕은 산성이다.

인간의 몸은 기본적으로 약알칼리성이다. 때문에 산성 식품이 대량으로 몸속에 들어오면 이것을 중화하기 위해 체내의 미네랄 성분이 사용되는데, 이때 가장 많이 소비되는 것이 칼슘이다.

이것이 단것을 많이 먹으면 중화에 필요한 칼슘이 뼈나 치아에서 빠져나가 충치가 생기거나 뼈가 약해지는 메커니즘이다.

하지만 문제는 이것으로 그치지 않는다. 우리 몸에서 칼슘과 림프의 균형은 1 대 1이 이상적인데, 체내환경의 중화에 칼슘이 사용되면 이 균형은 크게 무너진다.

우리 체중의 약 2퍼센트가 칼슘이 차지하고 있는데 이 칼슘의 99퍼센트는 뼈나 치아에 있다. 나머지 1퍼센트는 혈액이나 세포 내에 있는데, 이것이 아주 조금(1퍼센트의 1퍼센트 정도)만 부족해도 우리는 정신의 균형을 잃게 되어 초조한 마음이 생긴다.

초조할 때 칼슘이 풍부한 작은 생선을 먹으면 좋다고 하는 것은 바로 이 때문이다.

또한 백설탕은 당분의 흡수가 아주 빠르므로 혈당치가 급격히 상승한다. 이 때문에 인슐린이 대량으로 분비되어 항상성의 기능이 떨어지는 아이들은 저혈당이 되기 쉽다. 그리고 저혈당이 지속되면 이번에는 혈당치를 상승시키기 위해 아드레날린이 분비된다.

아드레날린은 신경전달물질의 하나로, 흥분했을 때 혈액 중에 대량으로 분비되는 호르몬이다. 에너지대사를 높이는 등 좋은 효과도 있지만 지나치게 분비되면 감정이 폭발하는 원인이 된다.

백설탕이 많이 들어간 과자류를 즐겨 먹는 어린이는 집중력이 부족하고 사고력도 떨어지며 성질이 급하고 짜증을 잘 낸다. 그래서 미국의 병원에서는 아이들에게 사탕 같은 단 식품을 너무 많이 주지 않도록 조언하고 있다.

또한 당류는 체내에서 분해될 때 비타민 $B_1$을 소모하는데 백설탕에는 비타민이 거의 들어 있지 않다. 따라서 단것을 먹을 때 비타민 B의 섭취량이 적으면 과로나 현기증, 빈혈, 우울증, 기억장애와 같은 여러 가지 문제가 발생한다.

이처럼 백설탕은 무서운 식품이다. 설탕은 과자류나 요리뿐만 아니라 시판되는 음료수에도 '듬뿍' 들어간다. 500밀리리터짜리

페트병 주스나 탄산음료 한 병에 들어 있는 설탕의 양은 약 30그램이나 된다. 하루 설탕 섭취량은 20그램을 넘지 않는 것이 좋다.

가정에서 백설탕을 전혀 사용하지 않더라도 밖에서 주스 한 병만 마셔도 이미 설탕을 과잉 섭취한 셈이다. 따라서 가정에서도 백설탕을 사용하지 말고 아이들에게는 밖에서 주스를 사서 마시지 않도록 지도하는 것이 중요하다.

백설탕 대신 흑설탕이나 꿀, 천연 메이플 시럽 등을 사용하자. 이들은 천연 미네랄이 풍부한 아주 좋은 식재료다.

# '흰 식품'은 '몸에 좋지 않은 식품'이라고 생각하라

몸에 좋지 않은 식품에는 공통점이 있다. 정백 곡물, 정제염, 정제당…… 등 전부 정제된 '흰 식품'이라는 것이다.

정제를 하면 식품은 자연스러운 모습을 잃게 된다. 즉 '생명'을 잃는 것이다. 식품은 자연 상태에 가까울수록 생명력을 가진 좋은 식품이라고 할 수 있다.

또 정제된 것은 아니지만 표백된 식품도 몸에 좋지 않다.

사람들은 대개 희고 보기에 아름다운 식품을 좋아한다. 그래서 신선도가 조금 떨어진 것, 산화해서 색깔이 진해진 것, 누렇고 보기에 좋지 않은 것 등은 표백 처리를 해서 팔기도 한다.

곤약이나 어묵, 죽순 등도 원래는 흰색이 아닌데 약품으로 하얗게 표백하여 시판 중인 것이 많다.

이때 사용되는 표백제는 화학약품이다. 또한 대부분의 표백제에는 살균성분이 들어 있어 표백된 식품을 먹으면 장내세균에 손상을 줄 수도 있다.

설탕은 색깔이 진한 것일수록 미량영양소가 풍부히 함유되어 있다. 소금도 좋은 소금은 새하얗지 않다. 두부도 자연스러운 색은 연한 크림색이며 현미도 잡곡도 모두 색깔이 있다.

자연계에서 색깔이 새하얀 식품은 없다. 무는 희기는 하지만 전체식을 기본으로 한다면 잎 부분은 녹색이다.

성분표를 일일이 찾아보지 않아도, 색깔이 흰 식품을 피하고 색깔과 형태(전체적으로)가 자연스러운 식품 중에서 신선한 것을 선택하면, 몸에 나쁜 식품은 저절로 배제하게 될 것이다.

기본적으로는 가공하지 않은 신선한 식품이 몸에 좋은 식품이라고 할 수 있다.

하지만 예외도 있다. 인간의 손을 거쳐 몸에 좋은 '살아 있는 식품'이 되는 경우도 있는데, 대표적인 것이 바로 '발효식품'이다.

발효란 효모 등의 균류나 유산균과 같은 세균의 작용으로 유기화합물을 분해해서 알코올이나 유기산, 탄산가스를 생성하는 것을 말한다. 이러한 발효 과정은 부패 과정과 같다. 즉 그 중 인간에게 유용한 것을 '발효'라고 불러 구별하고 있는 것이다.

우리 몸속에 있는 장내세균이 엔자임을 많이 만들고 있듯이 발효식품에 사용되는 미생물들도 엔자임을 생성한다. 이렇게 엔자임이 풍부한 발효식품은 '살아 있는 식품'이라 할 수 있다.

발효식품은 전 세계에 다양한 형태로 존재한다. 요구르트나 치즈는 우유가 유산균에 의해 발효된 것이다. 한국의 김치 역시 훌륭한 발효식품이다.

일본에도 된장, 간장, 낫토, 식초 등 전통적인 발효식품이 많이 있다. 향토요리인 붕어회나 두부, 젓갈, 그리고 술 중에는 전통주나 와인, 맥주 등이 발효로 만들어진다.

**하지만 모든 발효식품이 몸에 좋은 것은 아니다.**

그러면 같은 발효식품이지만 우리 몸에 좋은 것과 나쁜 것을 어떻게 구별할 수 있을까?

포인트는 두 가지다. 첫 번째, 원재료가 동물식인지 식물식인지를 따져보자. 식물이 원재료인 발효식품은 대부분 몸에 좋다.

콩을 원료로 하는 된장이나 간장, 낫토는 엔자임이 풍부하게 함유된 좋은 식품이다. 쌀 중에서 미량성분이 풍부한 부분이 쌀겨인데, 이 쌀겨를 이용한 쌀겨절임으로 미량성분을 섭취할 수 있다.

요구르트나 치즈는 대부분 건강식품으로 인식하고 있지만, 우유를 원재료로 하고 있기 때문에 가끔씩 소량 정도는 먹어도 좋지만, 1주일에 한두 번 이상은 먹지 않는 편이 좋다.

동식물이 원재료라도 젓갈이나 안초비(지중해나 유럽 근해에서 나는 멸치류의 작은 물고기를 절여서 발효시킨 젓갈)와 같은 어패류는 엔자임이 들어 있어 과잉섭취하지 않는 한 문제없다.

두 번째는 알코올이 함유되어 있는가 그렇지 않은가를 보는 것이다.

맥주, 와인, 일본주 등의 원재료는 각각 밀, 포도, 쌀인데, 이들은 비록 발효에 의해 만들어졌지만 몸속에서 알코올을 해독해야만 하므로 좋은 식품이라고 할 수 없다.

하지만 식초와 같이 제조과정에서 알코올 성분이 완전하게 분해된 것은 엔자임을 소모하지 않는 좋은 식품이다.

발효식품 중에서 특히 된장이나 간장을 구입할 때는 '감염(減鹽)'이라고 표기된 것은 절대로 사지 않도록 한다.

사람들은 염분의 과잉섭취가 고혈압을 초래한다는 믿음 때문에 감염 조미료가 건강에 좋다고 생각하기 쉽다. 하지만 된장이나 간장은 적절한 염분이 있기 때문에 썩지 않는다. 즉 염분을 줄인다는 것은 그만큼 부패하기 쉬워진다는 말이다.

하지만 썩기 쉬운 상품은 판매하는 데 곤란하다. 그래서 등장한 것이 방부제다. **염분을 줄였다는 표기가 붙어 있는 상품은 대부분 방부제를 사용하고 있다고 봐야 한다.** 방부제의 사용 여부는 된장이나 간장에 곰팡이가 피는지 그렇지 않은지로 알 수 있다. **더운 여름철에 바깥에 그냥 내놓아도 곰팡이가 피지 않는 된장이나 간장에는 틀림없이 방**

**부제가 들어 있다.**

옛날부터 된장이나 간장에 생기는 곰팡이는 무해하다고 알려져 있다. 곰팡이가 생겨도 그 부분만 덜어내면 된장이든 간장이든 얼마든지 사용할 수 있다. 곰팡이가 피지 않는 발효식품은 생명을 자라게 하는 힘이 없는 '죽은 식품'이다.

또한 좋은 소금을 사용해 전통적인 방법으로 발효시킨 된장이나 간장은 염분이 높아도 결코 고혈압을 일으키지 않는다.

발효식품은 인류의 지혜가 가득 담긴 아주 훌륭한 '살아 있는 식품'이다. 평소의 식생활에 적절하게 활용하기 바란다.

# 마가린, 우유, 요구르트를
# 대신할 수 있는 식품들

《병 안 걸리고 사는 법》을 읽고 많은 독자들이 이런 질문을 했다. "유제품이나 동물식이 좋지 않다는 것은 알아요. 그렇다면 무엇을 먹어야 하죠?"

예를 들어 매일 아침마다 빵에 마가린을 발라 먹었는데 마가린이 몸에 나쁘다면 그 대신 무엇을 발라야 하느냐는 것이다.

지금부터 이에 대해 이야기해보겠다.

[**빵에 바르는 것**]

보통 마가린 대신 버터를 생각하지만 버터도 트랜스지방산이므로 피하는 것이 좋다. **대신 꿀이나 메이플시럽 그리고 질 좋은 땅콩버터를 추천한다.** 깨나 호박 씨로 만든 페이스트도 산화된 것만 아니라면 양질의 불포화지방산과 비타민, 미네랄을 섭취할 수 있는 좋은 식품이다.

잼을 좋아하는 사람은 백설탕을 사용하지 않고 단맛을 줄인 잼이 좋다. 잼을 빵에 바를 때는 필요한 양만 따로 접시에 덜어 바르도록 하자. 식탁 위에 병째로 뚜껑을 열어놓고 사용하는 사람이 많은데, 이것은 산화를 재촉하므로 삼가기 바란다. 용기는 밀폐할 수 있는 것을 선택하고 뚜껑의 개폐도 최소한으로 줄이면 산화를 조금이라도 방지할 수 있다.

꿀이나 메이플시럽의 경우 질 좋은 것은 값이 비싸고, **싼 것 중에는 당류가 섞여 있는 가짜도 있으므로** 성분표를 잘 보고 질 좋은 것을 고르도록 하자.

[샐러드드레싱]

샐러드에 사용하는 드레싱도 파는 것보다 직접 만들어서 먹는 것이 좋다. 우리 집에서 자주 만들어 먹는 것은 다시마장국으로 간을 한, 오일을 사용하지 않은 드레싱이다. 만드는 방법은 간단하다.

진한 다시마장국에 미림과 발사믹 식초를 넣어 섞기만 하면 되는데 맛도 아주 좋아 적극 추천한다.

[우유, 요구르트를 대신할 것들]

우유와 요구르트는 과산화지방(녹슨 지방)을 함유한 동물성 식품 중에서도 장상을 악화시키기 쉬운 식품이므로 되도록 삼가는 편이 좋다. 특히 젖당을 분해하는 효소가 거의 없는 아시아인들은 먹지 않는 편이 안전하다.

**우유를 대신할 식품으로는 두유가 좋다.** 두유는 화이트 스튜나 그라탕 등 우유를 사용하는 거의 대부분의 요리에 대용할 수 있다.

하지만 우유를 좋아해서 꼭 마셔야겠다는 사람은 초고온살균과 균질화된 것을 피해 1~2주일에 한 번 정도로 마시는 횟수를 줄여보자.

요구르트는 유산균이 풍부해서 장에 좋다고 믿는 사람이 많은데, 위장내시경 외과의사로서의 경험에 비추어볼 때 전혀 그렇지 않다. 즉 요구르트를 자주 먹는 사람 중에 장상이 좋은 사람을 보지 못했다는 임상 결과를 감안하면 요구르트가 장에 좋다고는 도저히 생각할 수 없다.

따라서 유산균을 섭취하고 싶다면 요구르트가 아니라 집에서 만든 쌀겨절임이나 김치 등 유산균 발효식품을 고르자. 요구르트의 맛이나 식감을 좋아하는 사람에게는 두부를 이용한 '두부 요구르트'를 추천한다.

# 동물식을 섭취할 때의 비결

동물식도 전체 식사량의 10~15퍼센트로 유지한다면 별문제가 없다. 15퍼센트가 어느 정도인지 잘 모르겠다는 사람은 하루에 약 100그램 정도라고 생각하면 될 것이다.

그렇다고는 해도 역시 들어 있는 지방분의 성질을 생각하면 쇠고기, 돼지고기, 닭고기 등의 육류보다는 어패류로 섭취하는 편이 좋다. 체온이 사람보다 높은 동물을 먹은 직후 혈액을 현미경으로 살펴보면 5, 6시간에서 12시간 정도 적혈구가 굳어 있는 경우가 있다. 따라서 고혈압, 고지혈증, 당뇨병, 비만(내장지방증후군 등)이 있는 사람은 육류 대신 어패류를 섭취하는 것이 좋다.

또한 어패류는 육류보다 전체식을 하기가 쉽다는 장점이 있다. **작은 생선이나 새우는 칼슘 등의 미네랄이 풍부하게 함유된 아주 좋은**

**식품이다.** 특히 성장기 어린이나 임산부는 아무래도 칼슘이 부족하기 쉬우므로 매일 1, 2회씩 적극적으로 섭취하도록 하자. **해조류도 매일 먹는 것이 좋다.**

생선 가시를 싫어하는 아이들도 멸치나 뱅어와 같은 작은 생선이라면 무리없이 먹을 수 있다. 건어물과 같이 건조 과정에서 산화가 일어나는 식품이라도, 전체식으로 먹으면 식품이 가지고 있는 칼슘이 중화해주므로 활성산소의 발생을 억제할 수 있다. 건해삼 등 크기가 조금 큰 것도 믹서로 분쇄해서 수프나 볶음밥에 넣어 먹는 방법이 있다.

가다랑어나 참치와 같은 붉은살 생선은 철분이 풍부하므로 몸에 좋은 반면, 아주 쉽게 산화되므로 조리할 때 신경을 써야 한다. 우선 **참치나 가다랑어는 되도록 큼직한 조각을 사서, 회로 먹을 경우에는 먹기 직전에 자르도록 한다.** 먹기 좋은 크기로 잘라서 팔기도 하지만, 이 경우 공기에 접촉하는 시간이 길어지므로 그만큼 산화하기도 쉽다. 자를 때는 조금 아깝기는 하지만 공기에 접촉한 부분을 잘라내면 더욱 안전한 식품이 된다.

오징어나 문어는 콜레스테롤이 많다는 이유로 꺼리는 사람도 있지만, 이것도 잘못된 상식이다. 오징어나 문어에는 '스테롤'이라는 성분이 풍부하게 함유되어 있는데 흔히 말하는 나쁜 콜레스테롤과는 전혀 다른 것이다. 몸에 나쁘기는커녕 오징어, 문어, 게,

새우, 조개에 많이 함유되어 있는 '타우린'이라는 아미노산은 콜레스테롤 수치를 떨어뜨리는 좋은 성분이다. 단, **오징어나 문어는 질겨서 씹기가 힘들기 때문에 잘게 썰어서 조리하고 반드시 꼭꼭 씹어 먹도록 한다.**

그 밖에 청어도 DHA나 EPA와 같은 불포화지방산이 풍부한 좋은 식품이다. 이러한 어패류의 내장에는 비타민과 미네랄, 엔자임이 풍부하므로 되도록 신선한 것을 선택해서 내장까지 모두 먹도록 하자.

동물식은 어패류만으로도 충분하지만 가끔 육류 생각이 나는 것은 어쩔 수 없다. 나는 환자들에게 한 달에 한두 번 정도로 육식을 줄이라고 권하지 절대로 안 된다고 말하지는 않는다.

그러나 어패류보다 위험성이 큰 것은 사실이므로 식재료를 선택할 때는 충분히 주의를 기울이는 것이 좋다.

육류를 선택할 때는 무엇보다 신선한 것, 산화하지 않은 것을 골라야 한다. 산화하지 않은 것을 먹기 위해서는 큰 덩어리로 사서 먹기 직전에 자르는 것이 좋다.

**집에서 고기를 자르는 것이 힘들다면 직접 눈앞에서 잘라주는 것을 구입하고 그날 안에 먹도록 한다.**

잘게 썰지 않은 고기를 구입하면 산화 방지 외에도 또 한 가지 장점이 있다. 방부제나 발색제가 첨가되지 않았다는 점이다.

먹기 좋게 자른(주로 슬라이스 형태) 상태로 판매하는 육류는 색깔이 아주 깨끗하고 선명하다. 진열된 지 몇 시간이 지났는데도 어째서 갈색으로 변하지 않는 것일까? 그 이유는 포장용기에 담을 때 첨가물을 뿌렸기 때문이다.

집에 와서 포장을 뜯어보면 겉은 깨끗한데 고기 조각들이 서로 겹쳐진 부분은 갈색으로 변해 있다. 서로 겹쳐진 부분에는 방부제와 발색제가 닿지 않아 변색된 것이다.

원래는 표면 부분이 공기와 더 접촉하기 때문에 갈색으로 변하고 겹쳐진 부분은 깨끗한 붉은색을 띠어야 한다. 그런데 표면에 첨가물을 뿌렸기 때문에 완전히 거꾸로 된 것이다.

육류를 선택할 때 어떻게 사육되었는가 하는 점도 중요하다. 그리고 그 기준이 되는 것 중 하나가 가격이다. 그렇다고 무조건 최고급, 최고가를 선택하라는 말은 아니다.

하지만 예를 들어 쇠고기 값이 너무 싸다면 방부제나 발색제가 사용되었을 가능성이 높으므로 피하는 편이 좋다.

값싼 쇠고기는 대부분 좁은 우사에서 제대로 운동도 하지 못하고 생명력이 없는 사료를 먹고 자랐다고 봐야 한다. 좁은 우사에서 병이 나면 곤란하기 때문에 항생제를 먹였을지도 모른다. 거기다가 방부제나 발색제까지 뿌렸다면…… 결코 안전한 먹을거리라고 할 수 없다.

가장 이상적인 것은 자연방목으로 농약을 뿌리지 않은 목초를 먹고 자란 소다. 이러한 소는 근육이 발달해 조금 딱딱할지도 모르지만, 우리 몸에는 가장 좋은 먹을거리다.

# '배가 고프다'는 것은 건강의 척도

좋은 식품을 선택하면서 동시에 '규칙적인 식습관'을 들인다면 건강 유지에는 더 이상 좋을 수 없다.

규칙적인 식사라고 하면 사람들은 '아침 7시에 아침식사, 12시에 점심식사, 오후 5시에는 간식과 과일을 먹고 저녁 6시쯤에 저녁식사' 하는 식으로 시간을 정해서 식사를 하려고 한다. 이런 시도도 나쁘다고는 할 수 없지만 중요한 것은 '공복을 느낀 후'에 식사를 하는 것이다.

공복을 느끼지 않았는데도 시간이 됐다고 식사를 하는 것은 결코 좋은 습관이 아니다.

건강한 위장의 경우 식후 3~4시간 정도 지나면 음식물이 소화돼서 '배가 고프다'고 느낀다. 따라서 건강을 유지하는 식사법은 정해진 시간이 아니라, 자신의 공복감에 솔직히 반응한 결과 거의 정해진 시간에 규칙적으로 식사를 하게 되는 것이다.

**이를 위해서는 항상 정해진 시간에 공복감을 느끼도록 위장을 건강한 상태로 만들어야 한다.**

만약 위가 비어 있는데도 전혀 공복감을 느끼지 않는다면 위장이 상당히 약해져 있는, 즉 엔자임이 부족한 상태라고 생각해야 한다. 특히 아침에 일어났을 때 공복을 느끼지 않는 사람은 보다 엔자임이 부족하다고 볼 수 있다.

**배가 고프다는 감각은 건강의 척도다.**

반대로 먹어도 먹어도 계속 배가 고프다고 느껴 그만 과식을 하게 되는 사람이 있는데 역시 엔자임이 부족한 상태다.

이런 사람들일수록 음식을 꼭꼭 씹어 먹어야 한다.

공복을 느끼지 못하는 사람의 경우, 음식을 꼭꼭 씹어 먹으면 위장의 부담을 줄일 수 있기 때문에 보다 엔자임을 절약하는 데 효과적이다.

꼭꼭 씹어 먹으면 소화 흡수가 좋아지므로 영양소까지 확실히 흡수할 수 있게 된다. 먹어도 먹어도 공복감이 있다는 것은 몸이 필요로 하는 영양소를 제대로 섭취하지 못해 일어나는 반응이므로, 먹은 것이 제대로 흡수되면 지나친 공복감은 사라진다.

씹는 횟수는 최소한 30~50회, 딱딱하거나 소화가 잘 안 되는 식품이라면 70회 정도가 적당하다. 걸쭉해지면서 더 이상 씹을 필요도 없이 자연스럽게 목으로 넘어갈 정도까지 씹는 것이 좋다.

식사시간에 대해 덧붙이자면 식사는 해가 남아 있는 동안 끝마치도록 한다.

현대인, 특히 늘 일로 바쁜 사람은 저녁식사 시간을 놓치기 쉽다. 잔업이 끝나고 집에 돌아가면 이미 9시가 지나 있어 그제야 저녁을 먹는다는 사람도 드물지 않다.

그러나 저녁식사는 잠자기 5시간 정도 전에 끝내야 한다. 위에 음식물이 남아 있으면 잠자는 중에 역류가 일어나 폐렴이나 무호흡증후군을 초래할 위험이 있다. 이 정도까지 심각한 상태는 아니라고 해도 위에 음식물이 남은 채로 잠을 자면, 체증이 생겨 수면의 질이 나빠지고 결국 충분한 수면을 취하지 못해 만성적인 피로감에 시달리게 된다. 따라서 저녁식사는 가능한 한 6시, 늦어도 7시 전에는 끝내도록 하자.

그렇다면 늦은 시간이지만 집에서 현미 중심의 제대로 된 식사를 하는 것과, 가능한 한 식사를 일찍 끝내기 위해 6시쯤에 외식으로 저녁식사를 하는 것 중에서 어느 쪽이 더 몸에 좋을까?

이러한 선택은 절대적인 것처럼 보이지만 어렵게 생각할 필요 없다. 집에 제대로 된 식사가 마련되어 있다면 도시락으로 준비하거나 집이 회사에서 가깝다면 일하는 중에 잠깐 가서 식사를 하고 오면 될 것이다. 부득이 외식을 하는 경우에는 메밀국수나 가정식을 먹자. 최근에는 웰빙 메뉴를 준비해놓은 식당도 늘고 있으므로 이런 곳을 선택하면 될 것이다. 단골 식당에 현미 메뉴를 부탁하는 방법도 있다.

어쨌든 우리 몸을 건강하게 지키기 위해서는 약간의 시간과 노력을 들일 필요가 있다. 자신의 라이프스타일이나 환경에 맞춰서 건강한 식생활을 지속할 수 있는 방법을 찾아보자.

# '위장의 목소리'를
# 외면하는 사람은 병에 걸린다

"동물식은 삼가해주십시오."

"유제품은 먹지 않는 것이 좋습니다."

"시판되는 기름은 트랜스지방이 많으므로 튀김은 한 달에 한 번만 먹도록 합시다."

내가 이렇게 권하면 어떤 환자들은 "먹는 즐거움을 포기하라는 말이군요." 하며 아쉬운 표정을 짓는다.

하지만 이러한 부정적인 생각은 자신을 불행하게 할 뿐이다. 먹고 싶은 것을 먹고 싶은 만큼 먹는 것이 과연 진정한 '먹는 즐거움'일까.

내가 독자들에게 바라는 것은 식사와 건강에 대해 조금 더 깊게 생각하자는 것이다.

식사는 우리가 살아가기 위해 절대적으로 필요한 것이며 동시에 큰 즐거움 중 하나다. 미래사회를 그린 SF소설을 보면 식사 대용으로 모든 영양소가 들어 있는 알약이 등장하는데, 아무리 문명이 진보해도 인간은 그런 알약을 절대 만들지 않을 것이다. 눈으로 즐기고 코로 냄새를 맡고 혀로 맛을 보며 포만감을 느끼는 기쁨을 무엇과도 바꿀 수 없기 때문이다.

하지만 아무리 큰 기쁨이라도 언제까지고 쾌락만을 추구할 수는 없다. 더욱이 그것은 눈과 혀, 뇌 등 우리 몸의 일부만 느끼는 것일 뿐이다. 쾌락의 다른 그늘에서는 위장이 고통을 겪고 있다는 것을 잊지 말자.

맛있는 스테이크를 실컷 먹었을 때 위장이 어느 정도 애를 쓰면서 그것을 소화하는지, 그리고 이를 위해 얼마나 많은 엔자임이 소모되는지, 이러한 것들에 대해 한번쯤 생각해 보자.

위장의 고통을 계속 무시하면 결국에는 엄청난 대가가 돌아오게 되는데 그것이 바로 병이다.

'병'은 몸을 배려하지 않고 위장의 목소리를 계속 외면한 대가인 셈이다.

중요한 것은 식사를 즐기는 '마음'과 식사를 생명 에너지로 바꾸는 '몸'이 균형을 이루는 것이다.

식사는 맛있고 기쁨을 느낄 수 있어야만 한다. 그와 동시에 우리 몸을 건강하게 유지하는 생명 에너지로 가득 차 있어야 한다.

이 두 가지는 결코 모순되는 것이 아니다. 원래 맛있다고 느껴지는 식품은 몸에도 좋은 것이기 때문이다.

그러나 어렸을 때부터 첨가물이 들어간 식품을 자주 먹으면 몸에 좋지 않은 것도 맛있다고 느끼게 된다. 이것은 첨가물에 의한 일종의 미각 파괴다.

엔자임을 함유하지 않은 죽은 식품을 맛있게 먹고 있다면, 과거의 식생활을 반성하고 몸을 배려한 식사로 개선하도록 하자.

반년에서 1년 동안 엔자임 요법에 기초한 식사법을 지속하면 원래의 미각, 즉 엔자임을 맛있다고 느끼는 미각이 되살아난다.

그렇다고 싫어하는 것, 맛없는 것을 몸에 좋다고 억지로 먹을 필요는 없다. 우리 몸은 한 사람 한 사람 모두 다르기 때문이다. 보디 엔자임의 양도, 특정 식품에 대한 내성도, 유전자의 상태도 사람마다 다르다.

어렸을 때부터 우유를 계속 마셨지만 아무렇지 않은 사람이 있는가 하면 아주 가끔씩 마시는데도 바로 장상이 악화되거나 병이 생기는 사람도 있다.

나의 임상 데이터에서도 아주 재미있는 결과가 나왔다. 지금까지 수집해온 '식생활 조사' 데이터에 의하면 우유로 인해 장에 문제가 생긴 사람은 대부분 어렸을 때 우유를 좋아하지 않았거나 아주 싫어했던 사람이다. 좋아하지도 않는데 학교급식 때문에 억지로 마시고, 집에서도 칼슘이 풍부한 우유를 많이 마셔야 쑥쑥 자란다는 소리를 들으며 매일 마신 결과 아토피, 크론병이나 궤양성 대장염, 관절염에 걸린 사람을 많이 봐왔다.

**싫어하는 것을 억지로 먹는 것은 결코 좋지 않다.** 특히 어린 자녀가 편식할 경우 걱정이 이만저만이 아닌 부모들은 어떻게든 편식 습관을 고치려고 하는데, 너무 무리하게 할 필요는 없다. 싫어하는 것, 맛없다고 느끼는 것은 그 사람에게 좋지 않은 식품일 가능성이 높기 때문이다.

**우리 몸은 아주 정직하다. 몸에 좋은 것은 '맛있다'고 느끼고 몸에 나쁜 것은 '맛없다'고 느낀다.** 이것은 일종의 자기방어 시스템으로, 특히 어린아이들에게서 많이 볼 수 있다.

단, 이때 그 식품에 함유되어 있는 원래의 성분을 맛없다고 느끼는지 그렇지 않은지를 확인할 필요가 있다. 가장 좋은 방법은 좋은 식품을 먼저 먹여보는 것이다.

채소를 싫어하는 아이들이 많은데, 이것은 채소가 싫은 것이 아니라 채소에 잔류한 화학비료나 농약 때문에 맛없다고 느낄 가능성이 높다고 생각한다. 그 증거로 유기농 채소를 먹여보면 대부분의 아이들이 손도 대지 않았던 채소를 맛있게 먹는다. 만약 아이들이 채소를 싫어한다면 일단 신선하고 좋은 채소를 한번 먹여보자.

그런데도 맛없다고 말한다면 거기에는 아이의 몸에 좋지 않은 뭔가가 있기 때문이다.

　오랫동안 많은 환자들을 진찰해오면서 개인차가 얼마나 큰지 실감할 수 있었다.

　사람은 같은 환경에 살더라도 정신적인 부분이나 유전자의 차이 등에 따라 '건강에 나쁜 것'에 대한 대응 능력도 각자 다르다. 같은 DNA를 가진 일란성 쌍둥이조차 서로 생활해온 방식이 다르면 대응 능력이 달라진다.

　따라서 엄밀하게 말하면, 기후풍토, 마시는 물의 질, 유전자, 현재 환경, 생활습관, 정신상태 등을 전체적으로 고려하지 않으면, 그 사람에게 가장 좋은 식사법을 알 수 없다.

　하지만 환경을 불문하고 이 책에서 소개한 식사법은 누구에게나 통한다. 일본과 미국에서 30만 명의 위장을 관찰하고 데이터를 수집하면서 진료해온 경험에서 자신 있게 말할 수 있다.

　그러나 이것은 어디까지나 기본이다. 한 치의 오차도 없이 실천하지 않으면 병에 걸린다는 말이 아니다.

　동물식을 1주일에 세 번이나 먹어도 괜찮은 사람이 있고 한 번만 먹어도 몸에 그 영향이 나타나는 사람도 있다. 이러한 개인차는 스스로 자기 몸의 소리에 귀를 기울이면서 조금씩 조정할 수밖에 없다. 먹고 싶은지 그렇지 않은지에 대한 욕구뿐만이 아니라, 먹고 난 후의 몸 상태, 방귀나 대변 상태 등 몸이 보내는 메시지에 귀를 기울여보자.

  우선 '좋은 식사의 기본'을 알고, 이것을 바탕으로 식품에 대한 자신의 기호나 대응 능력을 파악하여 자기 몸을 배려하는 것이야말로 식사를 즐기면서 건강하게 장수하는 비결이다.

# ④ 생활습관을 관리해야 건강이 보인다

# 식사를 개선한 것만으로는
# 건강해질 수 없다

건강의 기본은 '올바른 식사'를 하는 것이다. 엔자임 요법에서도 기본이 되는 것은 역시 올바른 식사다.

최근에는 건강식이 유행이라 내추럴 푸드, 오가닉 푸드(유기농법을 포함해 재료 본래의 특성과 영양을 살린 음식), 슬로푸드(집에서 직접 만든 음식 또는 만드는 데 시간이 오래 걸리는 음식) 등 '건강을 생각하는 식사'에 관련된 책이 많이 나오고 있다.

그 중에는 유제품의 문제점을 제대로 파악하지 못했거나 동물식이 많아 불충분한 내용도 있지만, 대부분 유기농 채소를 중심으로 한 좋은 내용이므로 이들을 실천하면 건강에 도움이 될 것이다.

엔자임 요법에서는 올바른 식사뿐만이 아니라, '일곱 가지 건강법'을 병행해서 실천하는 것이 중요하다. 좀더 명확히 이야기하면,

식사는 건강의 기본이지만 식사를 개선한 것만으로는 건강해질 수 없다는 말이다.

우리 몸은 하나로 연결되어 서로 영향을 주고받는다.

식사로 아무리 많은 엔자임을 섭취해도 나쁜 생활습관을 바꾸지 않으면 보디 엔자임은 전혀 늘어나지 않는다. 그리고 보디 엔자임이 늘어나도 엔자임이 활성화되는 체내 환경을 개선하지 않으면 엔자임은 그 능력을 충분히 발휘할 수 없다.

엔자임 요법의 목적은 몸속의 '다섯 가지 흐름'을 좋게 해서 엔자임과 유전자, 그리고 미생물의 트라이앵글 커뮤니케이션을 원활하게 하는 것이다. 하지만 이 커뮤니케이션에도 엔자임이 사용되므로, 미러클 엔자임의 체내 보유량을 늘려야 한다.

미러클 엔자임의 체내 보유량을 늘리기 위해서는 식사로 엔자임을 적극적으로 섭취하는 한편 평소 엔자임의 소모를 막고 엔자임을 활성화시키는 습관을 들여야 한다.

엔자임을 돈으로 비유하면 이해하기 쉬울 것이다. 부자가 되기 위해서는 돈을 버는 것이 기본이다. 하지만 아무리 돈을 벌어도 벌자마자 낭비를 하면 돈이 모이지 않는다. 그렇다고 돈을 전혀 쓰지 않고 생활할 수도 없다. 여기서 중요한 것이 바로 '돈을 잘 쓰는 법'이다.

낭비를 줄이고 돈을 잘만 사용한다면 지출은 적고 많은 돈을 모을 수 있다. 뿐만 아니라 저축을 하거나 적당한 곳에 투자하면 돈을 더 불릴 수도 있다.

즉 부자는 기본적으로 돈을 벌어야만 하지만, 그것만 갖고는 부자가 될 수 없다. 버는 능력, 절약하는 능력, 그리고 현명하게 투자해서 돈을 불리는 능력, 이렇게 세 가지를 모두 갖춘 사람이 부자가 된다.

**건강한 사람은 '엔자임을 많이 가진 사람'** 이다. 그리고 엔자임을 많이 가지는 방법은 부자가 되는 방법과 똑같다.

엔자임 부자가 되기 위한 기본은 좋은 식품을 먹고 체내의 미러클 엔자임의 양을 늘리는 것이다. 올바른 식사법이 건강의 기본이 되는 것은 이 때문이다.

그러나 담배나 술, 전자파나 약, 스트레스와 같이 엔자임을 대량으로 소모하는 나쁜 생활습관을 계속하고 있다면, 아무리 엔자임을 섭취해도 보디 엔자임은 전혀 늘지 않는다.

엔자임도 돈과 마찬가지로, 살아 있는 이상 사용하지 않을 수는 없다. 그렇다면 엔자임을 활성화시켜 효율적으로 사용하고, 어차피 사용할 거라면 조금이라도 엔자임을 늘리는 방향으로 사용해야 한다. 즉 엔자임을 엔자임을 위해 투자하는 것이 현명하게 엔자임을 사용하는 방법이다.

예를 들어 식사를 한다는 것은 소화효소를 비롯하여 많은 엔자임을 사용한다는 의미다. 하지만 이때 엔자임이 풍부한 식품을 먹으면 단순히 엔자임을 소모하는 데서 그치지 않고 엔자임을 흡수하고 만들어낼 수도 있다.

또한 엔자임이 그다지 많이 들어 있지 않아도 장내환경을 개선하는 데 좋은 식품이라면, 장내세균이 엔자임을 생성하는 것을 도와 역시 엔자임을 늘릴 수 있다.

우리의 생명활동에는 엔자임이 사용되고 있다. 따라서 우리의 생활습관을 '엔자임을 적극적으로 섭취하는 것', '엔자임의 낭비를 막는 것', '엔자임을 활성화시키는 것'에 초점을 맞추면, 그것이 곧 '엔자임을 엔자임에 투자하는 것'이 된다.

일곱 가지 건강법은 이 세 가지 기준을 만족시키는 구체적인 실천방법이다. 여러분도 지금부터 실천해서 엔자임 부자가 되기 바란다.

# 엔자임의 소모는
# 이렇게 하면 막을 수 있다

 엔자임을 적극적으로 섭취하는 방법은 앞장의 '올바른 식사' 부분에서 설명했으므로, 여기서는 '엔자임의 낭비를 막는 방법'과 '엔자임을 활성화시키는 방법'에 대해서 이야기하겠다.
 생명체는 살아 있는 동안 어떤 형태로든 엔자임을 소비한다. 아무것도 하지 않고 가만히 있을 때도, 잠을 자는 중에도 우리는 엔자임을 소비하고 있다.
 '엔자임 부자=건강'이라고 한다면 '병=엔자임 가난뱅이'라고 할 수 있다. 가난뱅이의 원인이 수입보다 지출이 많은 것처럼 우리가 엔자임 가난뱅이가 되는 가장 큰 원인도 '섭취량을 능가하는 엔자임의 낭비'에 있다.
 엔자임을 꼭 섭취하지 않고도, 식품에 함유된 단백질에서 엔자임을 생성할 수도 있고 장내세균이 엔자임을 만들 수도 있으므로 '섭취량=엔자임 보유량'이 되는 것은 아니지만, 엔자임 섭취량이 보다 엔자임의 양과 관계가 있는 것은 확실하다.

그럼 여기서 엔자임을 낭비하는 경우에 대해 한 번 더 복습해 보자.

**엔자임의 쓰임새가 가장 많을 때는 체내에 나쁜 것이 들어와 '해독' 하는 경우다.** 술, 담배에 들어 있는 수십 종류의 화학물질, 커피나 홍차 등의 카페인, 녹차의 타닌, 여러 가지 화학약품(식품 첨가물 포함), 질병을 일으키는 바이러스나 병원균, 환경 호르몬, 활성산소, 전자파, 스트레스 등이 우리 몸속에 들어오면 이를 해독하기 위해 대량의 엔자임이 사용된다.

우리 몸의 한 부분에서 어떤 종류의 엔자임이 대량으로 소비되면 다른 부분에서 엔자임이 부족해지는 현상이 일어나는데, 엔자임이 '우선순위'에 따라 사용되기 때문이다. 이때 우선순위의 기준이 되는 것은 생명유지에 대한 위험도다. 즉 엔자임이 쓰이지 않으면 생명이 위험해지는 곳부터 우선적으로 엔자임이 사용된다(이것은 기호품이나 사치품보다 생활비가 우선시되는 돈의 쓰임새와 비슷하다).

우리 몸이 가장 먼저 지키고자 하는 것은 '심장'의 기능이다. 심장이 멈추어 온몸에 신선한 혈액을 보내지 못하면 다른 장기도 전부 죽기 때문이다. 심장은 암이 생기지 않는 유일한 장기로, 이것은 온도가 높기 때문이기도 하지만 엔자임이 최우선적으로 사용되는 것도 영향이 있다고 생각한다.

심장 다음으로 우선시되는 것이 바로 해독이다. 엔자임의 섭취에 관여하는 소화 흡수보다 체내에 들어온 독소를 해독하는 것이 더 급선무다.

즉 해독에 대량의 엔자임을 소모하는 생활을 계속하면, 해독을 위한 엔자임을 비롯해 몸에 필요한 것을 흡수하기 위한 엔자임 역시 부족해지기 쉽다. 따라서 엔자임을 그냥 '소모'하는 것만이 아니라 동시에 섭취량까지 떨어뜨리게 되어 우리 몸에 이중으로 나쁜 결과를 초래한다.

현대인은 가뜩이나 엔자임을 소모하기 쉬운 환경에서 살고 있다. 매일 컴퓨터를 사용하는 사람도 많은데 그만큼 전자파에 노출되어 있다고 봐야 한다. 휴대전화, 전자레인지, 텔레비전, 전기담요 모두 전자파를 방출하고 있다.

우리 몸에 해를 끼치는 병원균이나 바이러스는 눈에 보이지 않지만 우리 주변 어디에나 있다. 특히 도시 사람들은 호흡하는 동안에도 환경호르몬이나 배기가스 등에서 배출된 화학물질을 들이마시고 있을 것이다. 하지만 현대사회에서 생활하는 이상 이러한 위험에 노출된 채 살아가는 것은 거의 숙명과 같다.

그렇기 때문에 더더욱 자신의 의지로 배제할 수 있는 한 '독소나 독이 있는 물질'이 우리 몸속에 들어오지 못하도록 노력해야 한다.

그 중에서도 담배와 술은 스스로 받아들이고 있는 대표적인 독이다. 특히 담배는 자신뿐만 아니라 주변 사람들에게도 해를 끼치므로 반드시 끊도록 하자. 이 두 가지는 독소를 해독해야 할 뿐만 아니라, 혈관을 수축시켜 체내의 순환을 나쁘게 하므로 엔자임의 활성화를 방해하기도 한다.

불규칙하고 나쁜 식생활로 인해 체내에서 만들어지는 '독'도 있다. 동물식의 과다 섭취, 식이섬유나 수분 부족 등으로 인해 대변이 장내에서 부패해 발생하는 유독물이다. 변비로 고생하고 있거나 방귀가 잦다면, 게다가 방귀나 대변의 냄새가 고약하다면 장내에서 부패가 일어나고 있다는 증거이므로, 식생활을 개선하고 장내의 유독물을 대변과 함께 빨리 몸 밖으로 배출해야 한다. 하지만 위장약이나 변비약 등은 1, 2주 이상 지속적으로 사용하지 않도록 하자. 이 방법에 대해서는 뒤에서 자세히 설명하겠다.

몸 상태가 나쁠 때 사람들은 약을 먹는다. 그러나 약이 일시적으로 몸을 낫게 할 수는 있지만 모든 약은 기본적으로 독이다.

사실 약효라는 것도 알고 보면 '독으로 독을 제압'하는 것에 지나지 않는다.

나도 의사이므로 환자들에게 약을 처방하는 경우가 있다. 하지만 환자의 상태를 보고 약으로 인한 해보다 약을 먹었을 때의 장점이 훨씬 크다고 판단한 경우에 한해서다.

증상이 약한 위장의 통증, 소화불량, 설사나 변비, 감기 정도라면 약을 먹기보다는 몸이나 위장을 쉬게 하고 엔자임과 비타민 등의 서플리먼트를 먹을 때 더 빨리 회복된다. 해독에 사용되는 엔자임이 적으면 적을수록 몸의 면역력은 높아진다는 사실을 반드시 기억하자.

# 저체온인 사람은 암에 걸리기 쉽다

'일곱 가지 건강법'을 꾸준히 실천하면 보디 엔자임을 늘릴 수 있을 뿐만 아니라 활성화시킬 수 있다.

엔자임이 활성화되면 그만큼 엔자임의 소모량을 줄일 수 있으므로 결과적으로 미러클 엔자임이 늘어나는 것과 같은 효과를 얻을 수 있다.

그럼 엔자임을 활성화하려면 어떻게 해야 할까?

우선 '조효소(코엔자임)'의 섭취를 들 수 있다. 비타민이나 미네랄은 우리 몸의 필수요소로서, 부족할 경우 여러 가지 문제가 생긴다. 그것은 여기서 작용하는 엔자임이 자신과 같이 활동해야 할 조효소의 부족으로 제대로 활동하지 못하기 때문이다.

조효소 다음으로 엔자임의 활성에 막대한 영향을 끼치는 것은

'체온'이다. 엔자임이 활성화되는 온도는 37~40도다. 병이 생기면 열이 나는 것은 엔자임을 활성화시켜서 면역력을 강화하기 위해서다. 따라서 열이 난다고 바로 해열제를 복용하는 것은 애써서 높인 면역력을 떨어뜨리는 것이므로 좋지 않다. 열이 날 때는 무리하지 말고 안정을 취해서, 병과 싸우는 데 엔자임을 집중할 수 있는 환경을 만들어주어야 한다.

또 요즘 젊은 여성들 사이에 평균 체온이 35도대인 '저체온증'이 늘어나고 있는데 이것은 사람들이 생각하고 있는 것 이상으로 위험한 증상이다. 체온이 0.5도 내려가면 엔자임의 비활성화로 면역력이 35퍼센트나 떨어지기 때문이다. 즉 평균 체온이 낮다는 것은 면역력이 약한 상태에 있다는 말이다.

최근의 연구 결과 저체온증이 있는 사람은 유전자의 오작동이 많고 암에 걸리기 쉽다는 보고도 나와 있다. 암세포의 활동은 체온이 35도대일 때 가장 활발하다. 즉 저체온인 사람은 암에 걸리기 쉽다는 말이다.

저체온을 개선하는 가장 효과적인 방법은 '올바른 식사'와 '충분한 휴식과 수면' 그리고 '적당한 운동'이다.

**식사에서 주의해야 할 점은 차가운 식품을 많이 먹지 않는 것이다.** 특히 여름철에는 찬 음식에 저절로 손이 가게 되는데, 되도록 따뜻한 요리나 음료를 섭취하여 몸이 차가워지지 않도록 한다. 파나 생강 등 몸을 따뜻하게 하는 채소를 먹는 것도 효과적이다.

몸이 차가워지기 쉬운 겨울철에는 따뜻한 욕조에 오래 들어가 몸속 깊은 곳까지 따뜻하게 하고, 잘 때도 체온이 떨어지지 않도록 신경 써야 한다. 하지만 전기담요는 전자파가 나올 뿐만 아니라 우리 몸의 수분을 증발시키므로 되도록 사용하지 않는 것이 좋다. 추천하고 싶은 것은 원적외선을 사용한 제품이다.

체온이 낮은 사람은 혈행도 나쁜 상태이므로 적절한 운동이나 마사지로 혈액 순환을 돕는 것도 효과적이다. 반대로 술이나 담배는 혈관을 수축시켜 혈행을 나쁘게 하므로 반드시 끊도록 하자.

엔자임을 활성화시키는 또 한 가지 포인트는 '행복감'을 느끼는 것이다.

몸과 마음은 하나다. 살아 있는 기쁨을 느끼지 못하는 사람은 아무리 건강하고 좋은 생활을 하더라도 효과가 잘 나타나지 않는다. 반대로 보람과 기쁨을 가지고 하루하루를 살고 있는 사람은 다소 건강하지 못한 생활을 하더라도 엔자임이 활성화되므로 심각한 병에는 걸리지 않는다.

스트레스, 불평, 불만, 슬픔, 질투, 분노와 같은 부정적인 감정은 마음이 만들어내는 '독'이다. 이 독도 어느 정도까지는 엔자임이 해독해주지만, 지나칠 경우 몸의 독소와 마찬가지로 심각한 병을 부른다.

의학적으로는 증명되지 않았지만 우리는 모두 자신이 마음을 가지고 있다는 것을 알고 있다. 우울할 때는 뭐든지 맛없게만 느껴지지만, 행복할 때는 똑같은 밥상도 아주 맛있게 느껴진다.

마음에 좋은 것은 몸에도 좋고 몸에 좋은 것은 마음에도 좋다. 이러한 경험들을 생각해보면 마음과 몸이 서로 영향을 주고받는다는 사실을 알 수 있다.

# 대변, 오줌, 땀은 '독소'를
# 배출하는 중요한 과정

우리의 몸은 크게 대변, 오줌, 땀이라는 세 가지 방법으로 체내의 불필요한 것들을 밖으로 내보내고 있다.

대변은 대장에서 만들어지는데 주성분은 음식물의 찌꺼기와 장내세균의 사해, 그리고 신진대사에 의해 떨어진 장벽의 세포다.

오줌은 신장에서 혈액을 여과함으로써 만들어지는, 말하자면 혈액 중에 들어 있던 노폐물의 수용액이다. 성분은 98퍼센트가 수분, 나머지 2퍼센트의 대부분이 요소이며, 그 밖에도 미량의 염소, 나트륨, 칼륨, 마그네슘, 인산, 크레아틴, 요산, 암모니아, 호르몬 등이 들어 있다.

땀은 땀샘에서 나오는 염분을 함유한 체액으로, 성분은 오줌과 거의 비슷하지만 수분이 99.9퍼센트를 차지하고 있어 농도는 다르다. 또한 대변과 오줌은 주로 체내의 노폐물을 배출하는 것이 목적이지만, 땀은 체온 조절을 주목적으로 하면서도 배출작용을 돕는다. 우리 몸에 쌓여 있는 유해 미네랄(중금속)을 내보내는 것이다.

이러한 배설물의 성분을 조사해보면, 배설의 목적이 단순히 영양을 흡수하고 남은 찌꺼기를 버리는 것만이 아님을 알 수 있다. 신진대사로 인해 생긴 노폐물과 밖에서 들어오거나 몸속에서 만들어진 독소를 배출하는 것이다.

특히 여러 가지 유해물질로 가득 찬 도시에서 살아가는 사람들에게 독소를 빨리 해독하고 배출하는 것은 건강을 유지하는 데 아주 중요한 요소다.

독소는 여러 가지 형태로 우리 몸속에 들어온다.

오존층의 파괴로 인한 강한 자외선, 여러 가지 전기기구에서 발생하는 전자파, 담배 연기, 자동차 배기가스나 쓰레기 소각장에서 발생하는 다이옥신, 건축자재에서 나오는 포름알데히드가 모두 우리의 건강을 해치는 적들이다. 그 밖에도 일상적으로 사용하고 있는 항균·항곰팡이제나 세제에 들어 있는 계면활성제, 식품에조차 유해물질이 들어 있다. 시판되는 가공식품에는 거의 식품 첨가물이 들어가며, 채소에는 잔류 농약이 있어 결코 안전하지 않다. 또 오염된 바다에서 잡은 어패류에는 수은이나 카드뮴과 같은 유해 미네랄이 함유되어 있다.

이러한 독소는 영양소와 함께 장에서 체내로 흡수된다. 체내에 흡수된 독소는 간장으로 보내져 해독된 뒤 혈액을 통해 장 또는 신장을 거쳐 배출된다.

우리 몸에는 이러한 독소를 해독해서 배출하는 시스템이 있지만, 독소의 양이 너무 많으면 다 분해되지 못하고 체내에 남아 있게 된다. 특히 '유해 미네랄'이라고 불리는 중금속류는 분해되지 않고 몸속에 쌓인 채 엔자임의 작용을 방해하여 다른 독소의 해독 작용에까지 악영향을 미친다.

앞에서도 이야기했지만 해독에는 우선적으로 대량의 보디 엔자임이 사용된다. 이 때문에 해독을 제대로 못하면 그 영향은 우리 몸 전체에 미치게 된다.

우선 소화기관에서는 엔자임이 부족해 지방이나 단백질이 소화되지 않은 채로 혈액으로 흘러가므로 혈액을 끈적끈적하게 한다. 끈적끈적해진 혈액은 영양분을 운반하는 능력이나 노폐물을 받아들이는 능력도 떨어지므로, 체력 저하, 혈액순환 장애에 따른 냉증, 어깨 결림, 요통 등 여러 가지 문제를 일으킨다.

또한 혈액이 끈적끈적해지면 혈액에서 노폐물이나 불필요한 수분을 회수하는 림프의 흐름도 나빠진다. 그리고 혈행이 원활하지 않으면 근육이 결리게 되므로, 림프의 흐름은 더욱 나빠진다. 그 결과 림프나 혈관을 통해 체외로 배출되어야 할 독소나 여분의 수분이 체내에 쌓이게 된다.

엔자임이 부족하면 혈행과 림프의 흐름만 정체되는 것이 아니다. 혈관·림프를 통해 노폐물을 체외로 배출하는 오줌의 흐름도, 혈관으로 영양분을 보내고 그 찌꺼기를 배출하는 장의 흐름도 악화된다.

장의 흐름이 나쁘면 더 많은 문제가 일어난다. 음식물이 제대로 소화 흡수되지 않으면 장 속에는 대량의 찌꺼기가 쌓이게 되고, 그 숙변이 부패를 일으켜 새로운 독소를 만들어낸다. 장내환경의 악화는 간장의 활동을 약화시키므로 독소의 해독은 물론 대사기능까지 떨어뜨려 체내 환경을 더욱 악화시킨다.

이러한 악순환을 끊기 위해서는 몸에 독소가 들어오지 않도록 하는 동시에 몸속에 쌓여 있는 노폐물을 배출하기 위한 인위적인 노력, 즉 '디톡스(해독)'가 필요하다.

# 내 몸의 독소 체크리스트 50가지

몸에 나쁜 것은 전혀 입에 대지 않는다는 사람도 현대사회에서 살아가는 이상 완전히 독소의 침입을 막을 수는 없다.

다음은 우리 몸의 독소 레벨을 간단히 체크할 수 있는 50가지 질문이다. 이번 기회에 자신의 독소 레벨이 어느 정도인지 한번 체크해보자.

**[독소 레벨 체크]**

해당 사항에 ○표를 해보자.

1. 감기에 잘 걸린다.
2. 요통이 있다.
3. 관절통이 있다.
4. 설사를 자주 한다.
5. 변비에 잘 걸린다.
6. 여드름이나 뾰루지가 많다.

7. 피부가 잘 거칠어진다.
9. 냉증이 있다.
11. 만성적인 피로감이 있다.
13. 눈이 자주 피곤하다.
15. 두통이 잦다.
17. 혀가 잘 돌아가지 않는다.
19. 몸이 자주 저리다.
21. 기분이 자주 가라앉는다.
23. 화를 잘 낸다.
25. 주변에 흡연자가 많다.
27. 저녁식사 시간이 항상 늦다.
29. 과자를 자주 먹는다.
31. 에어컨을 오래 사용한다.
33. 술을 자주 마신다.
35. 목욕 대신 샤워로 끝낸다.
37. 운동을 거의 하지 않는다.
39. 식사시간이 불규칙하다.
41. 장시간 같은 자세로 일한다.
43. 수분을 별로 섭취하지 않는다.
45. 컴퓨터를 오랜 시간 사용한다.

8. 얼굴이나 다리가 잘 붓는다.
10. 식욕이 없다.
12. 현기증이 자주 일어난다.
14. 어깨가 잘 결린다.
16. 머리카락이 많이 빠진다.
18. 얼굴에 기미가 늘었다.
20. 체중이 갑자기 늘었다.
22. 집중력이 떨어졌다.
24. 늘 초조하다.
26. 담배를 피운다.
28. 채소를 싫어한다.
30. 정화하지 않은 물을 먹는다.
32. 잠이 쉽게 들지 않는다.
34. 외식을 자주 한다.
36. 자외선을 받는 시간이 길다.
38. 스트레스를 많이 받는다.
40. 배변시간이 짧다.
42. 매일 샴푸로 머리를 감는다.
44. 수면 부족으로 언제나 졸리다.
46. 밥을 빨리 먹거나 많이 먹는다.

47. 어패류를 자주 또는 많이 먹는다.

48. 기름기 많은 음식을 자주 먹는다.

49. 치아를 금속으로 때우거나 씌웠다.

50. 운동 후 좀처럼 피로가 풀리지 않는다.

[진단 결과]

○의 개수가 0~5개인 사람 - 독소 레벨 1

상당히 양호하다. 지금처럼 좋은 상태를 유지하기 위해 앞으로도 독소가 몸에 쌓이지 않는 생활을 하도록 하자.

○의 개수가 6~15개인 사람 - 독소 레벨 2

몸속에 독소가 조금씩 쌓여가는 단계다. 겉으로는 건강하게 보이지만 체내 연령은 실제 연령보다 많을지도 모른다. 더 이상 독소가 쌓이지 않게 하려면 이 책에서 소개하는 '디톡스'를 실천하기 바란다.

○의 개수가 16개 이상인 사람 - 독소 레벨 3

독소가 상당히 많이 쌓여 있다. 이 상태가 계속되면 생활습관병이 될 수 있으므로 지금 당장 디톡스를 시작하자.

체크 결과가 어떻게 나왔는가?

혹시 결과가 나쁘게 나왔다고 해도 올바른 디톡스로 독소를 배출할 수 있으므로 걱정하지 말고, 이것을 좋은 기회로 삼아 독소를 몸 밖으로 내보내는 생활을 시작하자.

# 몸에 무리 없는 4가지 디톡스법

엔자임 요법에서는 다음과 같이 네 가지 방법의 디톡스를 제안하고 있다.

❶ **먹어서 배출한다**
독소를 배출해주는 식품을 적극적으로 섭취함으로써 독소를 몸 밖으로 내보내는 방법이다. 단, 섭취하는 식품이 오염되어 있으면 오히려 독소를 늘리게 되므로 '무농약', '유기재배', '무첨가' 식재료를 사용해야 한다.

우선 체내에 한번 들어오면 분해되지 않고 쌓이는 유해 미네랄을 배출하기 위해서는 킬레이트 성분이 풍부한 식품을 섭취해야 한다. 킬레이트는 유해 미네랄과 함께 체외로 빠져나오는 특징이 있다.

　일반적으로 미네랄이라고 하면 인간의 생명활동에 빠질 수 없는 칼슘, 마그네슘, 칼륨, 철 등의 유용 미네랄을 연상하지만, 미네랄 중에는 수은이나 납, 카드뮴, 비소 등 우리 몸에 유해한 미네랄도 있다. 이들은 수돗물, 배기가스, 담배 연기, 식품 첨가물, 오염된 바다에서 잡힌 생선 등을 통해 우리 몸속으로 들어온다.

　킬레이트 성분은 이와 같이 분해되지 않는 유해 미네랄을 게의 집게발처럼 꽉 끼워 체외로 배출한다.

　킬레이트 성분이 풍부한 식품으로는 양파, 마늘, 부추, 생강, 현미, 부곡물, 브로콜리, 아스파라거스 등이 있다.

　또한 유해물질과 결합하여 독성을 제거해주는 셀렌이나 아연이 들어 있는 식품도 추천한다. 셀렌이나 아연이 풍부한 식품으로는 고야두부(두부를 얼렸다가 물기를 빼고 완전히 건조시킨 것), 유바(두유를 끓여 그 표면에 엉긴 얇은 막을 걷어서 말린 식품), 깨, 녹황색 채소, 정어리, 오징어, 모시조개, 가리비, 땅콩류, 낫토(청국장) 등이 있다.

　또 우리 몸의 독소를 없애기 위해서 끼니마다 잊지 말고 섭취해야 할 것이 있다. 식이섬유가 들어 있는 식품이다. 식이섬유는 소화되지 않고 그대로 대변으로 배출되는데, 이때 망처럼 생긴 구조가 장벽에 달라붙어 있는 노폐물이나 독소를 떼어내준다.

식이섬유가 풍부한 식품에는 현미, 부곡물, 우엉, 곤약, 다시마, 녹미채, 미역, 아보카도, 콩, 낫토, 풋콩, 연근 등이 있다.

❷ **좋은 물을 마셔서 배출한다**

우리 몸의 약 70퍼센트는 수분이다. 영양소가 체액의 흐름에 따라 온몸으로 전달되는 것과 마찬가지로 독소 또한 체액의 흐름에 의해 온몸으로 퍼져간다. 이때 환원력이 높은 물을 충분히 마시면 체액의 순환이 좋아지고 신진대사가 활발해진다. 그 결과 여분의 수분이 오줌이나 땀으로 배출될 때 독소도 함께 배출된다.

**디톡스를 실시할 때는 최소한 하루에 1.5리터, 가능하면 2리터 정도의 좋은 물을 마시자.**

이때 차나 커피로 대용할 수 없는 것은 물론이고 수돗물을 그대로 마시는 것도 절대 삼가야 한다. 수돗물에는 염소와 트리할로메탄 외에도 납이나 카드뮴과 같은 유해 미네랄이 함유되어 있을 수 있기 때문이다. 디톡스에 사용하는 물은 환원기능을 가진 정수기 물이나 신뢰할 수 있는 천연 미네랄워터가 적합하다.

❸ **체액의 순환을 원활하게 해서 배출한다**

목욕이나 마사지, 스트레칭 등으로 체액의 순환을 촉진함으로써 독소의 배출을 돕는 방법이다.

독소가 체내에 쌓이면 체액의 순환이 나빠지는 것은 앞에서 설명한 대로다. 또 체액의 순환이 원활하지 못하면 체내에 독소가 쌓이기 쉽다.

따뜻한 물로 충분한 시간을 들여 반신욕을 하면 놀라울 정도로 많은 땀을 배출할 수 있다. 땀을 흘린다는 것은 독소도 배출한다는 의미다.

이때 원적외선을 방출하는 세라믹 목욕통이나 원적외선 저온사우나 등을 사용하면 더 효과적이다.

또한 입욕으로 몸을 따뜻하게 해주면 혈액·림프의 흐름이 좋아지므로 땀뿐만이 아니라 오줌이나 대변의 배출도 촉진되어 이를 통해 독소를 배출할 수 있다.

**목욕물에 입욕제를 넣는 사람도 있는데, 입욕제에는 화학물질이 들어 있는 경우가 많으므로 몸에는 좋지 않다.**

그래도 뭔가 넣고 싶다면 목욕물에 환원력이 있는 좋은 소금을 한 움큼 넣어보자. 염화물 온천(식염 온천)에 가까운 효과를 얻을 수 있다.

덧붙여 피부를 통해 들어오는 독소로는 샴푸나 린스, 보디 샴푸 등에 사용되는 계면활성제가 있는데 이들의 위험성도 무시할 수 없다. 계면활성제는 중요한 보호막인 각층 부분을 파괴해서 독소가 피부를 통해 쉽게 체내로 들어온다.

향기나 거품 등은 만족스럽지 않겠지만 계면활성제가 없는 샴푸를 사용하자.

목욕 외에 마사지나 스트레칭도 혈행이 원활하지 않아 딱딱하게 굳은 근육을 풀어주고 독소가 잘 쌓이지 않는 몸을 만드는 데 효과가 있다. 특히 스트레칭은 몸의 자세를 바로잡아주어 간장의 기능을 개선하는 효과가 있으므로 꾸준히 해주면 좋다.

❹ **대변으로 배출한다**

독소를 배출하는 최대의 출구는 대변이다. 건강한 사람의 경우 음식물을 소화 흡수하고 찌꺼기, 즉 대변으로 배설할 때까지 걸리는 시간은 약 24시간이다.

동물식의 과다 섭취나 스트레스 등으로 배설까지 이틀 이상 걸리는 '변비'로 고생하는 사람이 많은데, 장에 대변을 쌓아두는 것은 우리 몸에 가장 나쁜 것이다.

변비가 있다는 것은 음식물의 찌꺼기나 노폐물, 그리고 유해 미네랄 등의 독소를 장기간 몸속에 쌓아두는 것이기 때문이다. 장(腸) 속의 온도는 한여름의 기온보다 높은 36.5도다. 이런 환경에서 찌꺼기나 노폐물이 장시간 쌓여 있으면 당연히 부패가 진행된다. 부패변이 만들어낸 유독가스를 비롯한 독소, 그리고 몸 안에 쌓여 있는 유해 미네랄은 대장에서 수분이 흡수될 때 몸 안으로 파고 들어온다. 즉 장내에 대변이 머물러 있는 시간이 길면 길수록 많은 독소를 흡수하게 되는 것이다.

이러한 변비나 숙변에 의한 체내 환경의 오염을 막는 방법 중 하나로 나는 '커피 관장'을 권장하고 있다.

커피 관장은 항문으로 전용 기구를 삽입해서 대장에 커피액을 주입해 숙변이나 대장 속에 살고 있는 나쁜 균을 없애는 것이다. 보통의 관장처럼 설사제를 사용하지 않으므로 약으로 인한 위험이나 습관성을 걱정하지 않아도 된다. 매일 계속하면 장내환경이 확실히 좋아지는 훌륭한 디톡스 방법이다.

# 커피 관장을 30년 동안
# 실천하고 말할 수 있는 것

커피 관장은 위험하다고 생각하는 사람도 있지만, 약 70년의 역사와 그 성과가 그렇지 않다는 것을 말해준다.

원래 커피 관장은 독일과 미국에서 의사 생활을 한 막스 거슨이 고안한 '거슨 요법'이라고 불리는 치료법의 하나다.

1881년에 독일에서 태어난 막스 거슨은 뮌헨대학병원 결핵전문과 부장을 거쳐 1933년에 미국으로 건너가 뉴욕에서 의사면허를 취득한 뒤, 20년 넘게 말기 암 환자를 치료하는 데 힘쓴 인물이다.

그는 독자적인 식이요법과 커피 관장을 두 축으로 하는 거슨 요법으로 많은 말기 암 환자의 생명을 구했다.

그의 식이요법의 특징은 채소와 정제하지 않은 곡물, 감자류,

콩류를 중심으로 먹고 동물성 지방을 삼가는 것인데, 나의 엔자임 요법과도 공통점이 많다.

그가 치료의 또 한 가지 축으로 삼은 커피 관장은 커피를 항문으로 주입해 대장 부분을 세정하는 것이다. 장을 세정해 숙변을 내보내면 장의 활동이 활발해지고 그것은 다시 간장의 기능 개선으로 연결되며, 간장의 기능이 좋아지면 암 치료에 효과적이라고 생각했기 때문이다.

커피 관장이 어떻게 간장의 기능을 개선하는지 의아해할 것이다. 하지만 장과 간장은 아주 밀접한 관계에 있다.

간장은 지방의 흡수를 돕는 담즙의 분비와 체내에 들어온 영양소를 체내에서 사용할 수 있는 형태로 바꾸거나 축적하는 '대사기능'을 하는 것으로 알려져 있다. 온몸의 독소나 노폐물을 해독하는 것도 간장이다.

알코올은 물론 여러 가지 화학약품, 식품 첨가물, 장내 부패에 의해 생긴 독소 등 우리 몸속의 독소는 모두 간장에서 해독해준다.

간장에서 엔자임에 의해 해독된 독소와 노폐물은 담즙과 함께 담관에서 장으로 배출되어 최종적으로 대변으로 배설된다.

커피 관장에는 이 배설 과정을 원활하게 하는 작용이 있다. 커피에 들어 있는 카페인이나 테오필린이 담관을 넓혀 장으로 배출하는 데 효과적이다.

그러나 처리한 독소를 아무리 장으로 보내서 배설하려고 해도 장내환경이 나쁘고 대변이 정체되어 있으면 체외로 배출시킬 수가 없다. 그래서 커피 관장으로 장을 세정해 숙변을 배출하려는 것이다.

특히 대장에서도 항문에 가까운 왼쪽 부분을 세정하게 되는데, 숙변이 잘 쌓이고 나쁜 균이 번식하기 쉬운 곳이기 때문에 매일 관장을 실시해서 깨끗하게 해두면 장내 독소 발생도 방지하고 간장에서 처리된 독소를 빨리 체외로 배출할 수도 있다.

그런데 입으로 마시면 그다지 몸에 좋지 않은 커피가 어째서 아래로 들어오면 좋은 작용을 하는 것일까? 입으로 마시면 커피에 함유된 살균성분이 장의 상부에 많이 있는 좋은 균의 활동을 방해하는 데 반해, 관장으로 사용하면 장 아래쪽의 나쁜 균이 많은 부분까지만 들어가 살균해 내보내기 때문이다.

현대인의 간장은 술이나 과식, 스트레스 등으로 인해 가뜩이나 피곤한 상태다. 따라서 장을 깨끗하게 유지할 수 있도록 여분의 독소를 만들지 않는 것이 중요하다.

어떤 사람은 커피 관장을 계속하면 습관성이 되어 장이 스스로 배설할 수 없게 되지 않을까 걱정하는데, 설사제를 사용한 관장과는 완전히 다르기 때문에 안심해도 된다.

나는 30년째 커피 관장을 해오고 있지만, 관장을 하지 않는다고 대변이 나오지 않는 날은 단 하루도 없었다.

다른 사람들의 경우도 마찬가지였다. 커피 관장을 하고 있는 사람의 장을 수천 건 넘게 관찰한 결과, 그들의 장은 장상도 아주 좋고 장의 움직임도 활발했다.

# 복식호흡은 도구가 필요 없는
# 뛰어난 건강법

우리는 잠자거나 일을 할 때, 그리고 텔레비전을 보거나 식사를 할 때도 항상 호흡을 하고 있다. 그러나 호흡을 의식하는 일은 거의 없다. 이처럼 의식을 하지 않아도 호흡이 이루어지는 것은 호흡이 자율신경의 지배를 받고 있기 때문이다. 심장이 의식하지 않아도 쉬지 않고 박동하는 것과 같은 원리다.

자율신경의 지배하에 있는 것은 의식하지 않아도 움직이지만 거꾸로 자신의 의지로 움직이거나 멈출 수도 없다. 그러나 유일하게 호흡만은 의식적으로 심호흡을 하거나 잠깐 호흡을 멈출 수도 있다. 이처럼 자율신경의 지배하에 있는 것 중에서 우리가 의식적으로 조절할 수 있는 것은 호흡뿐이다.

이러한 호흡의 특성을 활용함으로써 흐트러진 자율신경의 균형을 바로잡는 것이 '올바른 호흡법'을 실시하는 목적이다. 앞에서도 이야기했지만 자율신경에는 흥분했을 때 활성화되는 교감신경과 안정됐을 때 활발해지는 부교감신경의 두 종류가 있다. 이 두 가지가 잘 균형 잡혀 있다면 건강한 상태다.

그러나 외적 자극이나 스트레스가 많은 현대사회에서는 아무래도 자율신경이 교감신경 우위가 되기 쉽다. 교감신경은 흥분계의 신경이므로 활동적이 되는 등 좋은 면도 있지만, 과도해지면 엔자임의 소모량이 늘어나고 위장의 기능이 둔해지므로 몸의 면역력을 떨어뜨린다.

이렇게 흐트러지기 쉬운 자율신경의 균형을 바로잡아주는 것이 '복식호흡'이다. 복식호흡은 교감신경의 흥분을 억제하고 부교감신경을 우위로 하는 효과가 있다. 또한 복식호흡은 몸을 릴렉스해주어 스트레스 해소에도 좋다.

한 시간에 4~5회 정도가 적당하며 되도록 공기가 깨끗한 곳에서 실시하는 것이 좋다.

숨을 들이마실 때는 짧게, 숨을 내쉴 때는 조금씩 천천히 내쉬도록 하자. 복식호흡을 할 때는 배를 크게 움직여야 하므로 벨트를 느슨하게 풀어준다.

평소에도 몸에 꽉 조이는 옷은 호흡을 방해하므로 되도록 입지 않는 것이 좋다. 특히 여성의 경우 브래지어가 조이거나 끼면 폐를 압박해서 호흡이 20~30퍼센트나 감소한다고 한다.

호흡이 얕아서 체내로 들어가는 산소가 적으면 몸에 여러 가지 문제가 일어난다. 특히 만성 피로감을 느끼는 사람은 산소 부족을 의심해보자.

복식호흡은 부교감신경을 자극하므로 그 지배하에 있는 면역시스템을 활성화시켜 병에 대한 저항력과 면역력을 크게 높여준다.

복식호흡은 장소에 구애받지 않고 도구도 필요 없는 아주 뛰어난 건강법이므로 생활 속에서 적극적으로 실천해보자.

# 입으로 하는 호흡은
# 병으로 가는 지름길

복식호흡을 할 때는 반드시 코로 호흡해야 한다. 그런데 최근 들어 입으로 호흡하는 사람이 상당히 늘어나고 있다. 한 조사에 의하면 성인의 절반, 어린이의 80퍼센트가 입으로 호흡하고 있다는 결과가 나왔다.

여러분은 평소 입으로 호흡하고 있는가, 아니면 코로 호흡하고 있는가?

입을 손으로 막고 호흡을 해보자. 만약 숨 쉬기가 괴롭다면 무의식적으로 입으로 호흡하고 있을 가능성이 크다.

실제로 입으로 하는 호흡은 자연의 섭리에 반하는 것으로 몸에도 아주 해롭다.

도쿄대학 의학부 구강외과교실의 강사를 거쳐 현재는 니시하라

연구소를 개설한 니시하라 가쓰나리 소장은 《면역력을 높이는 생활》이라는 책에서 입으로 하는 호흡은 면역기능을 파괴하고 많은 병을 일으키는 원인이라고 경고하고 있다.

코로 하는 호흡에는 입으로 호흡할 때는 얻을 수 없는 장점이 몇 가지나 있다.

우선 들이마신 공기를 깨끗이 하는 '제진작용(먼지를 없애는 작용)'을 한다는 점이다. 우리가 들이마시는 공기 중에는 작은 먼지나 미생물, 그리고 미생물의 사해 등 여러 가지 물질이 포함되어 있다. 그러나 코로 호흡하면 코 점막에 의해 유해한 병원균의 약 50~80퍼센트가 제거된다.

또한 공기가 비강을 통과하는 동안 적절한 가습과 온도 조절이 이루어진다. 이 때문에 기관(氣管)이 건조되는 것과 바이러스 등의 번식을 예방할 수 있다.

또한 폐는 너무 건조하거나 찬 공기가 들어오면 점막에 제대로 섞이지 않아 산소의 흡수율이 나빠지는데, 코 호흡을 할 경우 가습과 동시에 온도 조절도 이루어지므로 추운 계절에도 산소의 흡수율이 낮아질 일이 없다.

코로 호흡할 때 우리는 이런 장점들을 얻을 수 있지만 입으로 호흡할 때는 완전히 반대다. 즉 입으로 계속 호흡할 경우, 몸에 유해한 물질이 그대로 기관이나 폐까지 들어오고, 바이러스가 번식하기 쉬우며 필요한 산소를 충분히 흡수할 수 없다.

 술을 마시면 코를 고는 사람이 많은데, 이것은 알코올의 과다 섭취로 코 점막이 부어 코로 호흡하는 것이 힘들어지자 무의식적으로 입으로 호흡을 하기 때문이다. 그러나 입으로 호흡하면 충분한 산소를 흡수할 수 없으므로 혈중산소 농도는 아무래도 낮아지게 된다. 술을 마신 다음 날 아침이나 알레르기성 비염이 있는 사람에게 심근경색이 일어나기 쉬운 것은 입 호흡에 의해 혈중산소 농도가 떨어지기 때문이다.

 입으로 호흡하는 습관이 있는 사람은 복식호흡을 하면서 평상시에 입을 다무는 노력을 의식적으로 하자. 어린아이에게는 공갈 젖꼭지를 물려주고, 어른은 마우스피스 같은 것을 가볍게 물고 있으면 자연히 코로 호흡하게 된다.

 우리 몸의 본래 기능을 생각해도 입은 음식을 먹기 위한 기관이지 호흡하기 위한 곳이 아니다. 우리 인간에게는 '코'라는 호흡 기관이 있으므로 평소에 코로 호흡하도록 노력하자.

# 운동은 밤보다
# 낮에 하는 것이 좋다

격렬한 운동은 체내에 대량의 프리래디컬을 발생시켜 막대한 엔자임을 소모하게 하므로 몸에는 좋지 않다.

그러나 적당한 운동은 혈관·림프, 위장, 오줌, 호흡 그리고 기라는 다섯 가지 흐름을 좋게 해주기 때문에 건강한 인생을 살기 위해서는 꼭 필요하다.

다섯 가지 흐름이 좋아지면 '영양분의 공급', '노폐물이나 독소의 배출', '산소 공급'이 원활하게 이루어져 온몸의 신진대사가 활발해진다. 신진대사가 활발해지면, 엔자임이 활동하는 데 필요한 조효소가 쉽게 공급되어 엔자임이 활성화된다.

또한 적당한 운동은 체온을 상승시키므로 엔자임을 한층 더 활성화시켜 면역력을 높여준다. 즉 적당한 운동은 이중으로 엔자임을 활성화시켜주는 뛰어난 건강법이다. 특히 저체온으로 엔자임 활성이 저하된 사람은 매일 적절한 운동을 하면 저체온이 개선되므로 반드시 실천하기 바란다.

그러면 '적당한 운동'이란 어떤 운동일까?

개개인마다 체력이나 생활 스타일, 정신력 등이 다르므로 한마디로 말하기는 어렵지만, 호흡이 흐트러지지 않고 즐겁게 계속할 수 있으며 가볍게 땀을 흘릴 정도로 몸이 따뜻해지면 적당하다. 심장박동수로 말하면 1분간 90~100회 정도다.

내가 환자들에게 권하는 것은 스트레칭이나 산책, 팔다리를 가볍게 굽혔다 펴기 등의 운동이다. 평소에 조깅 같은 운동을 하는 사람에게는 뭔가 부족하게 느껴질지도 모르겠지만, 체내의 다섯 가지 흐름을 좋게 하는 것이 목적이므로 이 정도 가벼운 운동만 해도 충분하다.

예를 들어 매일 청소나 장 보기, 청소 등의 가사일을 하고 있는 주부라면 운동을 따로 할 필요가 없다. **걸레질은 제대로만 하면 아주 좋은 운동이 된다.**

단, 장 보러 차를 몰고 가거나 청소를 금방 끝내는 식이라면 역시 산책 등의 가벼운 운동을 할 필요가 있다.

나의 경우 낮에는 업무로 바쁘기 때문에 아침에 일어나 가벼운 운동을 한다.

우선 눈을 뜨면 그 자리에서 '손발 가볍게 흔드는 운동'과 '복식호흡' 그리고 '손발 좌우 교대로 들어올리는 운동', '전신 스트레칭'을 한다. 그 다음 침대에서 일어나 '가리테(일본식 권법)의 찌르기 동작 좌우 100번씩', 마지막으로 '라디오 체조'로 마무리한다.

이 운동 메뉴는 조금 강도가 센 편이므로 무리해서 따라할 필요는 없다. 운동은 자신에게 맞게, 몸에 부담을 주지 않는 정도로 하는 것이 좋다. **운동을 끝낸 뒤에 피로감을 느낀다면 그것은 '지나친 운동'이다.** 운동은 상쾌함을 느낄 수 있을 정도면 충분하다.

그 밖에도 휴일에는 골프를 치거나 일이 있는 날에는 되도록 많이 걸으려고 노력한다. **걷는 것은 누구나 손쉽게 할 수 있는 아주 좋은 전신운동이다.** 2~3킬로미터라도 충분하므로 매일 산책을 나가보자.

회사에서 퇴근한 후 스포츠 센터에 가서 운동하는 사람도 많은데, 이 때문에 저녁식사가 늦어지면 수면의 질이 떨어져 오히려 피로가 쌓일 수 있다. 저녁식사가 늦어지지 않도록 일찌감치 식사를 끝마치고 한 시간이 지난 뒤에 운동을 하자.

하지만 운동은 교감신경을 자극하므로 부교감신경이 우위가 되는 밤 시간에 하는 것은 그다지 좋지 않다. 저녁이나 밤에 하는 운동은 하루의 피로를 푸는 마사지나 스트레칭 정도로 끝내고 되도록 아침에 운동을 하도록 하자.

# 회사에서 할 수 있는
# 간단한 스트레칭

장시간 같은 자세로 있으면 아무래도 몸의 다섯 가지 흐름이 정체되기 쉽다. 의자에 계속 앉아 있거나 하루 종일 서 있어야 하는 사람은 한 시간마다 몸을 움직이거나 수분을 보충하는 등 체내 물의 흐름을 좋게 할 방법을 찾아야 한다.

사무실에서 간단히 할 수 있는 운동을 몇 가지 소개하겠다.

**[허리 스트레칭 – 허리를 펴거나 굽히는 운동]**
오랫동안 같은 자세로 있을 때 가장 부담이 가는 부분은 허리다. 다리를 어깨넓이로 벌리고 서서 상체를 앞뒤로 쓰러뜨리거나 좌우로 비트는 등 허리의 결림을 풀어주자.

허리에 통증을 느낄 때는 아픈 곳에 손을 대고 체온으로 따뜻하게 한 뒤 마사지를 하면 혈행이 좋아져 통증이 완화된다.

[다리 스트레칭-스쾃]

장시간 같은 자세를 유지하면 다리가 무겁게 느껴지거나 붓는데 이것은 림프선의 흐름이 정체되어 노폐물을 포함한 수분이 다리로 모이기 때문이다.

다리의 피로나 부기를 예방하는 데 가장 좋은 운동은 무릎 굽혔다 펴기, 즉 '스쾃(squat)'이다. 한 시간마다 5~6회씩, 반동은 주지 말고 복식호흡을 하면서 천천히 실시해보자.

다리가 잘 붓는 사람은 일하는 중에도 발밑에 20~30센티미터 정도의 받침대를 놓고 한쪽 다리씩 교대로 올리거나, 발목을 빙글빙글 돌리는 등 조금씩 몸을 움직이면 다리 근육의 피로나 부기를 덜 수 있다.

[목과 어깨 스트레칭-목 돌리기, 어깨 돌리기]

의자에 계속 앉아서 일을 하는 사람은 목이나 어깨에 부담을 주기 쉽다.

목은 근육을 펴는 듯한 느낌으로 전후좌우로 뻗어보거나 목돌리기를 하면 뭉친 근육을 풀 수 있다.

어깨도 빙글빙글 돌리거나, 힘을 주고 양 어깨를 들어올린 후 순

식간에 힘을 빼고 떨어뜨리는 등 간단한 동작이라도 조금씩 움직여보자.

나는 방에 덤벨을 준비해놓고 짬짬이 이것을 사용해 팔을 들어 올렸다 내렸다 하는 운동을 한다. 덤벨이 부담스럽다는 사람은 물이 든 페트병을 사용하면 가볍게 느껴질 것이다.

하루 종일 책상 앞에 앉아서 일하는 사람의 경우 운동량이 적은 데도 불구하고 피로감을 느끼는 것은 체내의 흐름이 정체되어 노폐물이나 피로물질인 젖산이 혈액 중에 오랫동안 머물기 때문이다.

**이러한 운동은 짧은 시간이지만 매일 계속하는 것이 중요하다.** 운동도 자신에게 맞는 것, 하고 나면 개운하다고 느낄 수 있는 것이면 뭐든지 상관없다. 이외에 엘리베이터보다 계단을 이용하는 식으로 운동량을 늘리는 방법은 얼마든지 있다. 자신에게 맞는 여러 가지 방법을 찾아보자.

# '점심식사 후 낮잠'이 몸에 좋은 이유는?

보디 엔자임은 수면과 휴식을 취할 때 많이 만들어진다. 피곤할 때 잠을 푹 자면 체력이 회복되는 것은 그동안 엔자임의 소모가 억제되고 미러클 엔자임의 생성이 진행되기 때문이다.

반면 며칠째 수면이 부족할 경우 체력이 떨어지는 것은 미러클 엔자임의 생산과 소비의 균형이 깨지기 때문이다. 따라서 건강한 생활을 유지하기 위해서는 수면과 휴식을 제대로 취해야 한다.

하지만 업무가 바쁜 사람은 잠자는 시간조차 없을 때가 있다. 나도 젊었을 때는 동료 의사들로부터 "자넨 언제 자나?"라는 소리를 들을 만큼 바쁘게 생활했다.

이렇게 바쁜 시기를 건강하게 보내기 위해 활용할 수 있는 것이 1, 2분에서 20분 정도의 짧은 수면이다. 처음에는 알람을 맞춰놓지 않으면 일어나기 힘들겠지만, 몸에 배면 2분이든 10분이든 푹 자고 저절로 눈이 떠진다.

이것이 가능하게 되면 지하철이나 버스 안에서도 잠깐 눈을 붙이는 것만으로도 부족한 수면도 보충하고 체력도 회복할 수 있다.

나는 점심식사 후 20~30분 정도 누워서 낮잠을 자는 습관이 있는데, 고작 20분이지만 자고 나면 오후 시간도 거뜬하게 일할 수 있다. 여러분도 낮잠 자는 습관을 들이기 바란다.

우리 몸에 음식물이 들어오면 부교감신경의 지배하에 있는 소화기관을 활성화시키기 위해 부교감신경 우위가 된다. 식후에 졸음을 느끼는 것은 이 때문이다.

이처럼 '몸이 쉬고 싶어하는 타이밍'을 잘 이용하는 것이 짧은 휴식으로 체력을 회복하는 비결이다.

따라서 **피곤할 때나 졸릴 때는 절대 무리하지 말고 5분이든 10분이든 몸을 쉬게 하자.** 이때 누울 수 있다면 그만큼 엔자임의 소모를 억제할 수 있으므로 몸이 더 가뿐할 것이다. 하지만 그렇게 하기 어려운 경우는 눈을 감고 의자에 몸을 기대는 것만으로도 충분하다.

# 몸속의 세포 하나하나가
# 기뻐하도록!

행복을 느낄 수 없다면 건강도 있을 수 없다. 마음이 병들어 있거나 정신이 황폐해 있는데 몸만은 건강하다는 사람은 존재하지 않는다. 부정적인 감정은 면역력을 떨어뜨리기 때문이다.

  그만큼 정신의 힘은 아주 막강하다. 건강을 위해 아무리 식사나 운동에 신경을 써도, 마음에 불만이 있거나 부정적인 생각으로 가득한 사람은 병에 걸리기 쉽다. 반대로 육체적으로는 힘들지만 언제나 마음이 행복하고 긍정적인 사람은 병에 걸리지 않는다.

  긍정적인 사고와 정신적인 만족감, 행복감이나 웃음이 몸의 면역력을 높여 병의 예방이나 치료에 도움이 된다는 사실이 여러 연구를 통해 밝혀지면서 이를 활용한 치료법도 개발되고 있다.

  행복감과 긍정적인 생각이 면역력을 높인다는 것은 다른 말로 하면 '행복감과 긍정적인 생각이 엔자임을 활성화시킨다'고 할 수 있다.

건강하게 장수하기 위해서는 '이렇게 하지 않으면 병에 걸린다' 라든지 '이것을 하면 몸에 나쁘다'고 생각하는 것이 아니라, '이렇게 하는 편이 몸에 좋다', '이렇게 하면 몸이 깨끗해진다'와 같이 모든 것을 긍정적으로 생각하고 즐기면서 일곱 가지 건강법을 실천하는 것이 아주 중요하다.

프롤로그에서도 이야기했지만 나는 육류를 아주 좋아한다. 하지만 1년에 세 번 정도밖에 먹지 않는다. 육식이 몸에 나빠서라기보다 그 맛을 몇 배로 즐기기 위해서다.

또한 매일 아침 운동을 하는 것도 병을 걱정해서가 아니다. 적절한 운동으로 체내의 다섯 가지 흐름이 좋아지면 내 몸을 구성하고 있는 생명 하나하나가 기뻐하는 것을 알기 때문이다.

**나의 건강은 나 한 사람만의 것이 아니다. 나를 구성하고 있는 무수한 생명의 건강이기도 하다.** 나의 행복도 나 한 사람만의 것이 아니다. 나를 구성하고 있는 무수한 생명의 행복이기도 한 것이다.

따라서 나의 행복을 더 소중히 하고 싶다. 내가 즐겁다고 느낄 때, 예를 들어 좋아하는 음악을 들으며 행복감을 느낄 때는 몸속의 세포 하나하나가 모두 기뻐한다.

내가 아름다운 그림을 보고 감동받을 때는 내 몸속에 있는 상재균들도 감동에 몸을 떨고 있을지도 모른다.

행복은 단순히 즐겁다는 것만이 아니다. 예를 들어 열심히 노력해서 뭔가를 성취했을 때 우리는 노력을 하지 않았을 때보다 더 큰 행복감을 맛본다. '수고'와 '노력'이라는 말은 어떤 사람에게는 부정적인 이미지를 주지만 어떤 사람에게는 더없이 소중한 요소다.

젊은 의사들이 "어떻게 하면 선생님처럼 새로운 기술을 개발할 수 있습니까?"라는 질문을 할 때마다 나는 "항상 큰 목표를 가지고 그것을 실현하기 위해 즐겁게 노력하라"고 대답한다.

마음이라는 것은 참 재미있다. 같은 일이라도 괴롭다고 생각하면 한없이 괴롭다. 하지만 괴로움 속에서도 즐거운 부분, 감사한 부분, 새로운 발견 등에 마음의 포커스를 맞추면 행복한 일로 받아들이게 된다.

따라서 일곱 가지 건강법도 즐기면서 실천하는 것이 중요하다. 혹시 건강법을 지속하는 것이 힘들다고 느껴진다면, 그것은 당신이 '병에 대한 공포' 또는 '건강에 대한 의무감'을 가지고 실천하고 있기 때문일 것이다.

이럴 때는 잠시 몸의 소리에 귀를 기울여보자. 우리 몸은 건강에 좋은 것에는 기뻐하도록 되어 있다.

맛있다고 느끼는 것을 먹고 맛있다고 느끼는 물을 마시고 기분 좋게 배설하고 기분 좋게 운동하는 것, 코로 신선한 공기를 들이마시고 피곤하면 휴식을 취하며 마음을 항상 행복감으로 채우는 것, 이것이 이 책에 담긴 건강법이다.

# 뇌와 몸은 언제나
# 우리의 말을 듣고 있다

긍정적인 사고가 건강에 좋다는 것은 잘 알지만 생각처럼 쉽지 않다. 하기 싫은 일을 해야 할 때, 화가 날 때, 억울한 일을 당했을 때는 누구나 부정적인 생각을 하게 마련이다.

이럴 때 꼭 명심해야 할 것은 '부정적인 생각이 들더라도 결코 그것을 입 밖으로 내지 말라'는 것이다.

**말이 현실을 만들기 때문이다.** 부정적인 말은 부정적인 현실을 낳고 긍정적인 말은 긍정적인 현실을 낳는다.

따라서 비록 진심은 아니지만 괴로운 일이 있거나 싫은 일이 있을 때도 밝고 긍정적인 말을 하는 것이 중요하다.

이것은 결코 위안이 되라고 하는 말이 아니다. 머릿속으로 생각하는 것과 말로 표현하는 것은 엄청난 차이가 있다. 뇌는 생각보다 말에 더 민감하게 반응한다. 우리의 몸이 '보고', '접촉하고', '듣고', '맛보고', '냄새를 맡는' 데 강하게 반응하도록 만들어졌기 때문이다.

**입 밖으로 낸 말은 그것이 설령 혼잣말이라고 할지라도 우리 자신이 듣고 있다. 그리고 우리는 귀로 들은 자신의 말에 강한 영향을 받는다.**

귀로 들은 말은 뇌에서 처리되는데 이때 긍정적인 말은 긍정적인 자극을, 부정적인 말은 부정적인 자극을 뇌에 전한다. 이 자극은 뇌에서 온몸으로 전달된다.

믿을 수 없다는 사람은 한번 시험해보기 바란다. 외출에서 돌아왔을 때 "아, 피곤해", "오늘은 기분 나쁜 날이었어"와 같은 말을 했을 때 몸의 피로도와, 똑같이 피곤한 상태라도 "오늘은 열심히 일했어", "내일도 열심히 해야지"라고 말했을 때의 피로도를 비교해보자. 긍정적인 말을 한 날은 그 다음 날 몸이 훨씬 더 빨리 회복되었을 것이다.

긍정적인 말을 했을 때 몸의 회복이 빠른 것은, 긍정적인 말은 뇌에 긍정적인 자극을 주고, 이 긍정적인 자극은 다시 온몸으로 전달되어 면역력을 높여주기 때문이다. 말의 영향은 온몸에 미치므로 전신의 엔자임을 활성화시켜 뇌 활동을 좋게 하고 체액의 흐름을 원활하게 하며 위상과 장상도 좋아지게 한다.

**우리가 매일 하는 말을 우리의 뇌와 몸이 듣고 있다는 사실을 잊지**

말자.

나는 매일 밤 잠자기 전에 배에 손을 얹고 "오늘도 좋은 하루였어", "나는 행복해"라고 소리 내어 말한다. 힘든 날이었지만 이렇게 말하고 잠을 자면 의지와 에너지가 샘솟는 아침을 맞을 수 있다.

여러분도 부디 자신에게 좋은 말을 많이 들려주어 건강하고 행복한 인생을 만들어가기 바란다.

| 에필로그 |

# 우리 몸은 인생의 집대성,
# 살아온 모습이 몸에 나타난다

우리 몸은 아주 정직합니다. 저는 엔자임 요법에 따른 생활을 벌써 30년 가까이 해온 덕분에 지금까지 병 한 번 안 걸리고 매일 건강하게 살고 있습니다. 엔자임 요법의 효과는 단순히 느낌으로만 실감할 수 있는 것이 아닙니다. 체력 측정을 해도, 피부 나이를 체크해봐도, 실제 나이보다 훨씬 젊은 수치가 나와 그 효과를 증명해주고 있습니다.

그러나 이런 저에게도 나이에 상응하는 노화가 나타나고 있는 곳이 딱 한 군데 있습니다. 바로 오른쪽 눈입니다. 오른쪽 눈이 몸의 다른 부분보다 더 일찍 기능이 떨어진 데는 이유가 있습니다. 매일 50~60명이나 되는 환자의 위장을 내시경으로 몇십 년째 진찰하느라 오른쪽 눈을 혹사했던 것입니다.

이처럼 우리 몸은 아주 정직합니다. 아무리 잘 보살펴도 너무 많이 쓰면 기능이 떨어지게 되어 있습니다.

여러분 중에서도 '이 일을 계속 해왔으니 어쩔 수 없지'라고 생각하는 분이 있을 것입니다. 혹시 혹사한 탓에 병이 생긴 분도 있을지 모르겠군요.

**지금 여러분의 몸은 여러분이 걸어온 인생의 집대성입니다. 여러분이 살아온 모습, 좋은 것도 나쁜 것도 모두 여러분의 몸에 나타나는 것입니다.**

많은 사람들이 가족보다 회사 일을 우선시하고 자신의 건강보다 일을 먼저 챙깁니다. 하지만 진정한 의미에서 정말로 일을 잘하고 싶다면 자기 자신이 건강해야만 합니다. 지금 하고 있는 일을 좋은 컨디션에서 계속하고 싶다면 자신의 몸을 돌보아야 합니다. 저의 오른쪽 눈도 15년 전부터 내시경의 화상을 모니터로 볼 수 있게 되면서, 그리고 엔자임 요법을 실천한 덕분에 지금은 상당히 좋아졌습니다.

**이미 노화를 느끼고 있다고 해서, 이미 병에 걸렸다고 해서 너무 늦었다고 생각할 필요는 없습니다.** 무리를 하면 우리 몸은 정직하게 반응합니다. 즉 그 기능이 쇠퇴합니다. 하지만 몸에 좋은 일을 하면 서서히 회복하게 됩니다.

미라클 엔자임의 체내 보유량이 조금씩이라도 늘어나면 몸의 쇠퇴를 느끼고 있던 사람은 이전의 건강을, 병에 걸린 사람은 회복의

징조를 느끼기 시작할 것입니다. 건강한 사람이라면 육체의 노화 속도를 늦출 수 있습니다.

그러나 솔직하게 말해서 엔자임 요법의 효과는 실시한 즉시 바로 나타나지 않습니다. 엔자임 요법은 적어도 120일(약 4개월)은 계속 실천하는 것이 좋습니다. 우리 몸의 세포는 대개 120일이면 대부분 새로운 세포로 바뀌기 때문입니다. 세포가 바뀔 때까지는 엔자임 요법의 효과가 다 나타나지 않습니다. 오래된 세포에는 그때까지의 식생활과 생활습관이 새겨져 있기 때문입니다.

엔자임 요법을 120일 동안 지속했을 때, 여러분의 몸을 구성하고 있는 세포는 모두 '올바른 식사'와 '좋은 생활습관'에 의해 만들어진 건강한 세포들로 바뀔 것입니다. 세포보다 변화가 더 빠른 몸속의 상재균들도 건강한 균들로 바뀌어 있을 것입니다.

여러분의 몸이 전부 건강한 세포와 건강한 균으로 구성되었을 때 진정한 건강을 실감하게 될 것입니다.

# 우리 몸은 결코 거짓말을 하지 않는다

이 책에서는 《병 안 걸리고 사는 법》이 출간된 후 가장 반향이 컸던 식사법을 다루는 데 많은 지면을 할애했습니다. 그것을 한마디로 정리하면, "건강에 좋은 환경에서 자란 건강한 유전자를 가진 식품을 먹자"라는 것입니다.

우리의 세포 하나하나에 기억이 새겨져 있듯이 우리가 먹는 식품에도 여러 가지 기억이 새겨져 있습니다.

우리가 먹는 대부분의 식품도 역시 많은 세포로 이루어진 생명의 집합체입니다. 이것을 먹는다는 것은 그 생명체의 '기억'도 함께 섭취하는 것입니다.

건강한 유전자를 가진 식품은 우리 유전자의 좋은 스위치를 ON으로 하고, 건강하지 못한 유전자를 가진 식품은 우리 유전자의 나쁜 스위치를 ON으로 하고 있는 것은 아닐까요. 그리고 우리 몸은 식품에서 영양소만을 받고 있는 것이 아니라 유전자의 정보도 함께 받고 있는 것은 아닐까요.

인간의 몸, 인간의 생명은 수수께끼로 가득 차 있습니다. 엔자임에 관해서도 유전자에 관해서도 아직 밝혀지지 않은 것이 너무나 많습니다.

저의 미러클 엔자임설에 기초한 엔자임 요법도 아직 의학적으로 증명되지 않은 부분이 있습니다. 그럼에도 불구하고 이 책을 쓴 것은, 미국과 일본에서 30만 명이 넘는 환자를 진료하면서 임상적으로 깨닫게 된 건강법이기 때문입니다.

**우리 몸은 결코 거짓말을 하지 않습니다.**

저는 우리의 몸에서 다음과 같은 세 가지 '진리'를 깨닫게 되었습니다.

❶ 생명을 자라게 할 수 있는 것은 생명뿐이다.
❷ 건강한 유전자를 만들 수 있는 것은 건강한 유전자뿐이다.
❸ 건강한 유전자는 자연의 섭리 속에서 자란다.

우리 한 사람 한 사람의 생명에는 건강하게 천수를 누리기 위한 '생명의 시나리오'가 쓰여 있습니다. 이 생명의 시나리오가 100퍼센트 살아 있는 생활을 하는 것이 '이상적인 생활'이라 할 수 있습니다.

그러나 제가 오른쪽 눈을 혹사해야만 했던 것처럼 100퍼센트 이상에 맞는 생활을 하기는 힘듭니다. 하지만 그래도 괜찮다고 생각합니다. 저에게 이 오른쪽 눈은 내시경 외과의사로서의 훈장입니다.

사람은 일에서 느끼는 보람이나 타인에 대한 사랑 없이는, 그리고 타인의 사랑 없이는 결코 행복하지 못할 것입니다. 그리고 이러한 것들을 느끼고 행복하게 살기 위해서는 어느 정도의 희생이 필요합니다.

몸에 좋은 것만 먹어야 한다고 회식이나 모임을 전부 거절한다면 친구는 생기지 않습니다. 몸이 아무리 건강해도 친구가 없는 인생이 행복할까요?

또 건강에 좋지 않다고 잔업이나 힘든 일을 거절한다면 사회적인 성공은 어려울 것입니다. 몸이 아무리 건강해도 성취감 없는 인생이 행복할까요?

중요한 것은 어떤 일이나 '과하지 않을 것', 즉 균형을 이루는 것입니다. **과로도, 동물식의 과다 섭취도 몸에 좋지 않습니다. 마찬가지로 자신의 건강에 지나치게 집착하는 것도 좋지 않다고 생각합니다.**

무리를 했다고 생각하면 가능한 범위 내에서 몸을 돌보고 추스

르면 됩니다. 그리고 몸을 돌보기로 생각했다면 그 다음은 생명의 시나리오에 맡기고 자신이 행복을 느낄 수 있는 일을 열심히 하면 됩니다. 그것이 다소 몸에 무리를 준다고 해도 그 부분은 미러클 엔자임이 보완해줄 것입니다.

**제가 이 책을 통해 전하고 싶은 것은 단순히 건강 마니아로 살아가는 방법이 아닙니다.** 즐거운 마음으로 자신의 몸을 돌보고 마음의 행복을 느끼면서 더 오랫동안 건강한 인생을 보내기 위한 건강법입니다.

따라서 이 책의 건강법을 전부 실천하는 것이 이상적이기는 하지만, 아무래도 무리라고 생각하는 사람은 우선 자신이 할 수 있는 것부터 시작하십시오.

우리 몸은 정직합니다. 단 한 가지라도 좋은 것을 하면 반드시 여러분의 인생에 좋은 변화가 생길 것입니다.

이 책이 여러분의 건강하고 행복한 인생에 작은 도움이 되기를 진심으로 바랍니다.

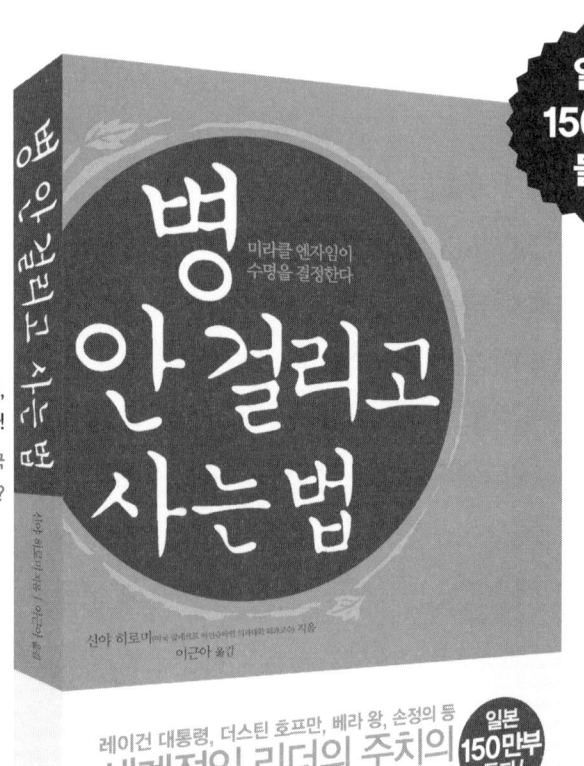